PEPE PESCHEL

Ich helfe mir selbst – Bluthochdruck

Blutdruck zuverlässig senken
Richtig bewegen, ernähren und Stress abbauen

Das raten die Top-Experten

humboldt

VORWORT

Liebe Leserin, lieber Leser,

in Deutschland ist durchschnittlich jeder dritte Erwachsene, ab 50 Jahren sogar etwa jeder zweite, von Bluthochdruck – Hypertonie – betroffen. Er ist der Risikofaktor Nr. 1 für Herz-Kreislauf-Erkrankungen. Wird Bluthochdruck nicht behandelt, kann er zu zahlreichen tödlichen Folgeerkrankungen führen: Allen voran zur Herzinsuffizienz, der Herzschwäche, gefolgt von Schlaganfall, Herzinfarkt und Nierenversagen. Bluthochdruck ist dabei nicht nur von genetischen Faktoren abhängig, sondern eine Vielzahl der Risikofaktoren sind beeinflussbar, liegen also in der Hand jedes Einzelnen. Diese Tatsache war der entscheidende Impuls für mich, diesen Ratgeber zu schreiben. Nicht überraschend spielt allen voran dein Lebensstil – also Bewegung, Ernährung, Rauchen, Alkoholkonsum oder Ähnliches – eine große Rolle. Etwas, das bei der Betrachtung von Haltung und Verhalten jedoch oft zu kurz kommt, ist die Frage nach der Gesundheit deines Gefühlslebens.

In meinem Gespräch mit dem Arzt, Psychologen und Psychotherapeuten Univ.-Prof. Dr. med. Dr. rer. nat. Christian Schubert, Leiter der Arbeitsgruppe für Psychoneuroimmunologie des Deutschen Kollegiums für Psychosomatische Medizin (DKPM), das du ab Seite 112 findest, wurde zum Beispiel deutlich, dass die bisherige Herangehensweise unserer Medizin oft immer noch zu körperorientiert ist. Bei heute verfügbaren zweifelsohne hervorragenden Therapieregimen und guten bis sehr guten Ergebnissen, die herkömmliche Behandlungen erzielen können, lässt sie häufig eine Ebene vermissen, die für nachhaltige Erfolge und langfristige Gesundheit steht – die Ebene deiner Emotionen. Denn emotionaler Druck und Erkrankungen wie Bluthochdruck lassen sich nicht voneinander trennen.

In der Hektik unserer Leistungsgesellschaft spüren wir uns tatsächlich oft nicht mehr – sind von uns selbst abgetrennt. Wir funktionieren. Okay, aber das war es auch schon. Nicht selten, um es anderen Menschen oder Umständen recht zu machen. Hand aufs Herz: Lebst du wirklich dein Leben oder wirst du eher gelebt? Und bist womöglich sogar davon überzeugt, dass es so sein muss? Dann lade ich dich herzlich ein, mit diesem Ratgeber intensiv auf dich zu schauen. Dich wahrzunehmen und zu erleben. Um hier und da die Begrenzung üblich genormter Denkschubladen der Gesellschaft und teils auch der Medizin zu überwinden beziehungsweise um dein Seelenleben – dein bewusst SEIN – zu erweitern. Es ist mein Anliegen und meine feste Überzeugung, dass wir nur ganzheitlich gesunden können. Dazu müssen wir uns wieder spüren! Herausfinden, was uns guttut. Achtsamkeit kann dir dabei helfen. Sie ist eine Selbstfürsorge, die dir in diesem Ratgeber begegnen wird.

Mach mit! Lass die krank machenden Energiefresser in deinem Leben los. Ruckele nicht länger durch äußere Einflüsse blockiert mit angezogener Handbremse durchs Leben. Nimm deinem Leben seinen Druck – nicht nur körperlich, sondern vor allem auch seelisch-geistig. Mein Wunschrezept für dich: Mische einen Teller voll wertvoller Impulse mit einer Handvoll bewegter Motivation und genieße davon täglich einen riesigen Löffel mehr ganzheitliche Gesundheit und Wohlbefinden – gewürzt mit einer großen Prise purer Lebensfreude.

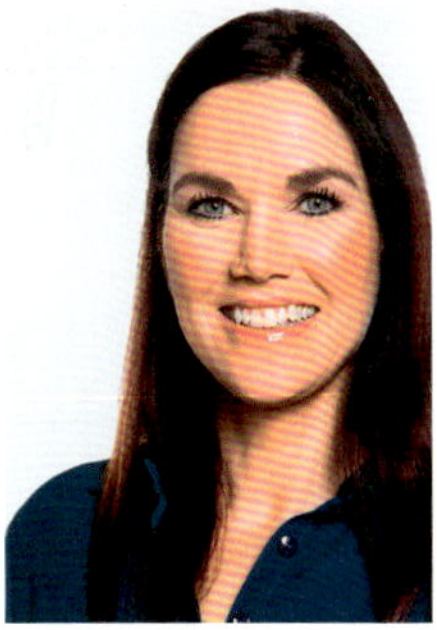

Deine Pepe :-)

Pepe Peschel

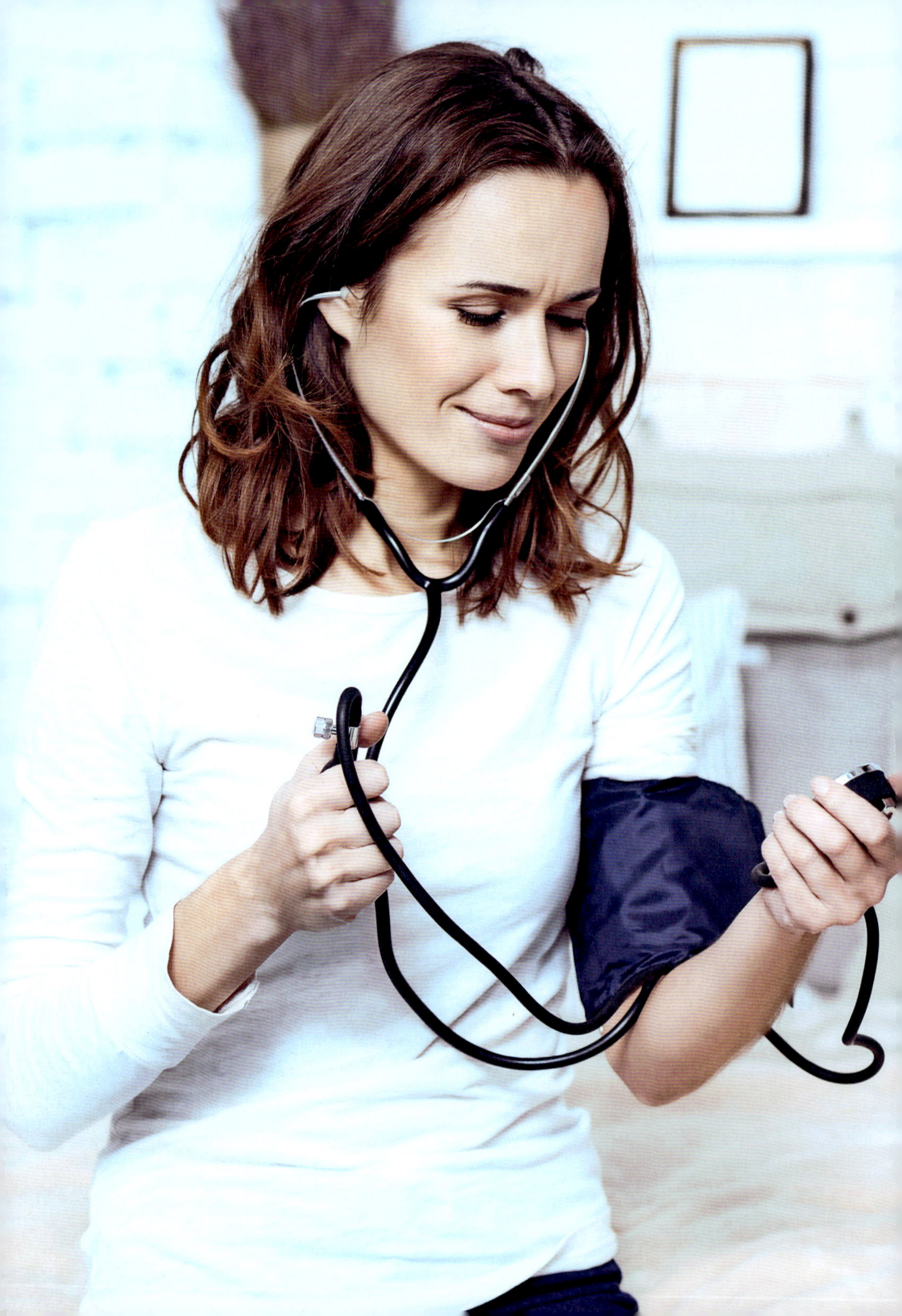

DEINE RIESENPUMPE... SORGT FÜR DICH

Oft begleitet uns Bluthochdruck wie ein Chamäleon unbemerkt über Jahre und Jahrzehnte. Eine Zeit der Dauerbelastung, in der bereits Organschäden und Organerkrankungen entstehen können. Nur wenn du die Ursachen für Bluthochdruck kennst und die Bedeutung des richtigen Drucks verstehst, kannst du in jeder Lebensphase aktiv und nachhaltig vorsorgen. Und häufig auch mit weniger Medikamenten oder einer geringeren Dosis auskommen.

> ***Nichts kann so sehr die Lebenskraft bewahren, stärken oder zurückerwerben wie die Kunst des Maßhaltens.***
>
> Christoph Wilhelm Hufeland (Arzt, 1762 bis 1836)

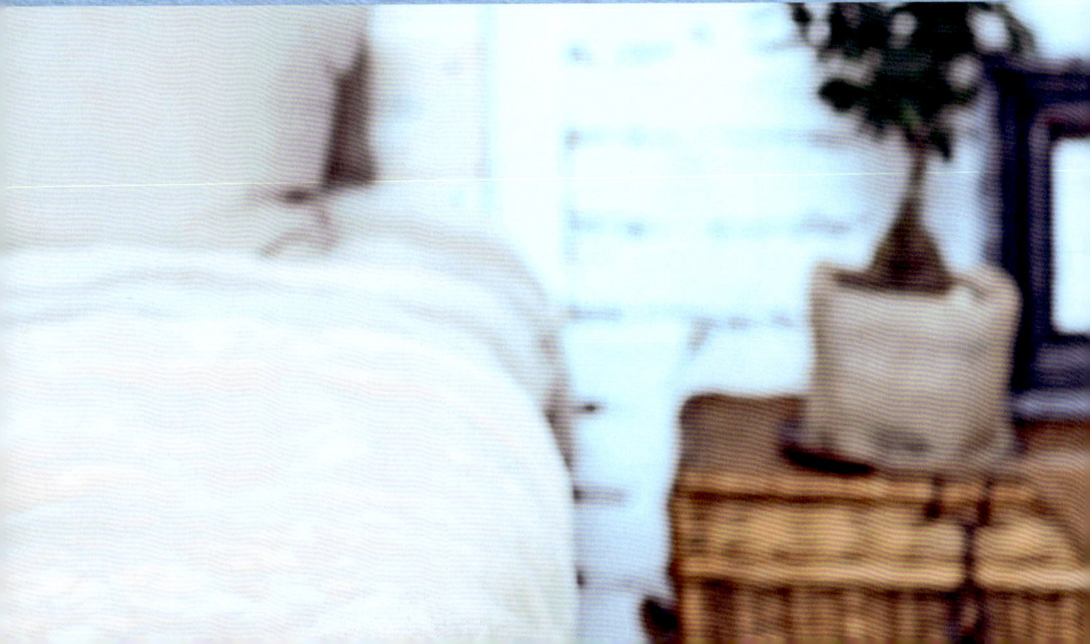

Grundlagen

Mit dem richtigen Druck gesund

Ludwigsburg, Schwerin, Hanau

Städte, in denen rund 90.000 Menschen leben, gibt es viele. Ob Ludwigsburg, Schwerin oder Hanau, Witten, Tübingen oder Iserlohn. 90.000 und mehr – das entspricht auch der jährlichen Anzahl an Todesfällen in Deutschland, die vermieden werden könnten, wenn alle Menschen mit Bluthochdruck optimal behandelt werden würden. Eine Zahl, die nachdenklich macht. Tatsächlich geht laut Deutscher Hochdruckliga e.V. (DHL) rund die Hälfte aller Herzinfarkte und Schlaganfälle auf das Konto von Bluthochdruck. Frühzeitig vorsorgen kannst du, wenn du ein Bewusstsein für den eigenen Druck entwickelst – deinen Blutdruck kennst. Schon regelmäßige Messungen können Leben retten.

100.000 Kilometer in meinem Körper

Es geht um eine beachtliche Höchstleistung: Immerhin 9.000 Liter Blut pumpt dein Herz tagtäglich durch deinen Körper. Durch ein Gefäßnetz von etwa 100.000 Kilometern Länge. Das entspricht einer Strecke von mehr als 60-mal München–Hamburg und zurück, zumindest wenn man über die A7 fährt. Dabei kommt man auf beachtliche rund 1.000 Stunden Autofahrt. Und jetzt stell dir vor, diesen Trip unternimmst du durch deinen Körper. Einen Transportweg entlang, über den unermüdlich alle Organe wie Lungen, Magen, Darm, Leber oder Nieren sowie andere Gewebe versorgt werden. Mit all dem, was dein Körper braucht – mit Nährstoffen, Sauerstoff und wichtigen Botenstoffen. Auf der anderen Seite müssen Stoffwechsel- und Abfallprodukte aus den Zellen entsorgt werden. Ein Kreislauf, für den dein Herz pro Minute durchschnittlich 70- bis 80-mal schlägt, unablässig, ohne jemals zu ruhen. Bei körperlicher Anstrengung oder wenn du im wahrsten Wortsinn unter Druck oder gestresst bist, muss es freilich noch stärker pumpen. In diesen Situationen steigt auch der Druck in deinen Blutgefäßen, doch in der Regel normalisiert er sich nach der Anstrengungsphase wieder.

Kennst du deinen Druck?
Glückwunsch! Wenn du diese Frage mit Ja beantworten kannst, nimmst du deine Gesundheit bereits in die Hand. Und kannst Gesundheitsrisiken durch gegebenenfalls erhöhte Werte gemeinsam mit deinem Arzt oder Therapeuten abwenden.

Anders sieht es bei chronischem Stress aus. Ein Zustand, der in unserer auf Leistung getrimmten Gesellschaft leider oft als Norm angesehen wird. Wer ganz vorne mit dabei, erfolgreich und geliebt sein will, kann das offensichtlich nur mit buchstäblich druckvollem Einsatz erreichen – denken viele. Bei der zumeist vorherrschenden fehlenden Trennung zwischen Beruf und Freizeit ist chronisch gestresst zu sein fast schon ein Statussymbol. Ein riskanter Trend. Denn der Dauerdruck kann zu lebensbedrohlichen Krankheiten wie Herzinfarkt und Schlaganfall, aber zum Beispiel auch zu Erblindung führen.

!
Bluthochdruck kann zu Herzinfarkt und Schlaganfall führen – aber auch zur Erblindung.

Systole und Diastole

In Deutschland sind zwischen 20 und 30 Millionen Menschen von Bluthochdruck betroffen. Jeder Fünfte weiß nichts von seiner Erkrankung. Dabei ist sie leicht festzustellen und auch gut behandelbar, so die Hochdruckliga.

Zunächst gilt es für dich natürlich zu verstehen, was die Blutdruckwerte eigentlich aussagen. Blutdruck allgemein bezieht sich auf den Druck in deinen großen Gefäßen, wobei der Druck in den Arterien viel höher ist als in den Venen. Das Gefäßsystem kannst du dir dabei wie einen Gartenschlauch vorstellen, der mal mehr und mal weniger elastisch ist. Bei der Blutdruck-Messung werden jeweils ein oberer und unterer Wert bestimmt. Der obere systolische Wert beschreibt den höchsten Druck in deinen Gefäßen, wenn das Herz maximal kontrahiert ist, um Blut in deine großen Arterien zu pumpen. Danach weiten sich die Herzkammern, um sich erneut mit Blut zu füllen. Während dein Herzmuskel erschlafft, fällt der Druck auf den unteren diastolischen Wert ab. Das ist der niedrigste Druck unmittelbar vor der nächsten Kontraktionsphase. Diese Pumpleistung des Herzens, wie auch der Spannungszustand (Tonus) und die Elastizität der großen Blutgefäße sowie der Strömungswiderstand in kleineren Gefäßen bestimmen deinen Blutdruck.

Riva Rocci (RR)

RR ist die Abkürzung für Blutdruck. Sie geht auf Riva Rocci zurück, einen italienischen Arzt, der im Jahr 1895 den ersten Apparat zur Blutdruckmessung entwickelt hat.

Leitlinien 2018: Was gibt es Neues?

Blutdruckwerte werden paarweise in mmHg angegeben, also in Millimetern auf der Quecksilbersäule als Maßeinheit. Mit den Leitlinien der European Society of Hypertension (ESH) und der European Society of Cardiology (ESC) 2018 empfiehlt die Medizin inzwischen statt absoluter Blutdruckwerte neue Zielkorridore. Der Fokus liegt in der Regel auf einem **Zielbereich unter 130 mmHg, aber über 120 mmHg systolisch sowie zwischen 70 und 80 mmHg diastolisch.** Dass ein oberer Wert von 120 nicht länger als das Maß aller Dinge gilt, erklärt sich so: Das Risiko für kardiovaskuläre Erkrankungen kann nicht nur ab hoch normalen Werten ansteigen, sondern auch, wenn dein Blutdruck zu tief abgesenkt wird. Das ist übrigens auch einer der Gründe dafür, warum bei der Einnahme blutdrucksenkender Mittel engmaschige Kontrollen

!

Das Einheitenzeichen mmHg steht für Millimeter Quecksilbersäule.

wichtig sind. Insbesondere wenn zeitgleich aktiv eine Veränderung des Lebensstils in Angriff genommen wird.

Klassifikation der Blutdruckwerte

DER BLUTDRUCK IST	SYSTOLISCH (mmHg)	DIASTOLISCH (mmHg)
normal	120 bis 129	80 bis 84
hoch normal	130 bis 139	85 bis 89
leicht erhöht (Schweregrad 1)	140 bis 159	90 bis 99
mittelschwer erhöht (Schweregrad 2)	160 bis 179	100 bis 109
stark erhöht (Schweregrad 3)	≥ 180	≥ 110

Um Bluthochdruck frühzeitig zu erkennen, solltest du deine Werte mindestens einmal jährlich kontrollieren. Hochdruckpatienten, die bereits medikamentös versorgt sind, wird die tägliche Kontrolle angeraten.

Quelle: Deutsche Hochdruckliga e.V. – Deutsche Gesellschaft für Hypertonie und Prävention

Zielkorridor 65 plus

Für die Generation 65 plus gilt ein anzustrebender Zielkorridor von systolischen Blutdruckwerten unter 130 bis 140 mmHg. Viele werden feststellen, dass diese Empfehlung rund 10 mmHg unter den alten, bis 2018 relevanten Leitlinien liegt. Für dich bedeutet das: Jeder Wert, der über 140 mmHg hinausgeht, bedarf der genaueren Abklärung, vor allem bei zusätzlichen Risikofaktoren wie Übergewicht oder hohem Tabak- und Alkoholkonsum. Wenngleich einmalig erhöhte Werte nicht unmittelbar aussagen, dass du krank bist. Es gibt viele Menschen, bei denen die Blutdruckwerte sehr schwanken. Für eine sichere Diagnose ist deswegen wiederholtes Messen oder eine 24-Stunden-Blutdruck-Messung ratsam. Darüber hinaus kann der Arzt bei Verdacht einem Hochdruck mittels Ultraschall auf die Schliche kommen. Hierbei wird die Dicke der Innenschicht der Arterienwände gemessen. Diese misst eigentlich nur 0,2 Millimeter, eine Verdickung ist ein klares Warnsignal.

Das Auge als Spiegelbild

Eine gute ergänzende Untersuchung zur Früherkennung ist die Spiegelung des Augenhintergrundes durch einen Augenarzt. Das Vorgehen: Die Augen werden eingetropft, damit sich die Pupille erweitert. Durch diese Vergrößerung können jetzt der Eintrittspunkt des Sehnervs, die Makula (gelber Fleck) als Stelle des schärfsten Sehens sowie in diesem Bereich verlaufende Blutgefäße beurteilt werden. Sind diese intakt, kann Bluthochdruck ausgeschlossen werden. Denn die sehr feinen Gefäße im Auge reagieren extrem sensibel und sehr schnell auf veränderten Druck. Bei Bluthochdruck können Verengungen der Gefäße etwa zu Blu-

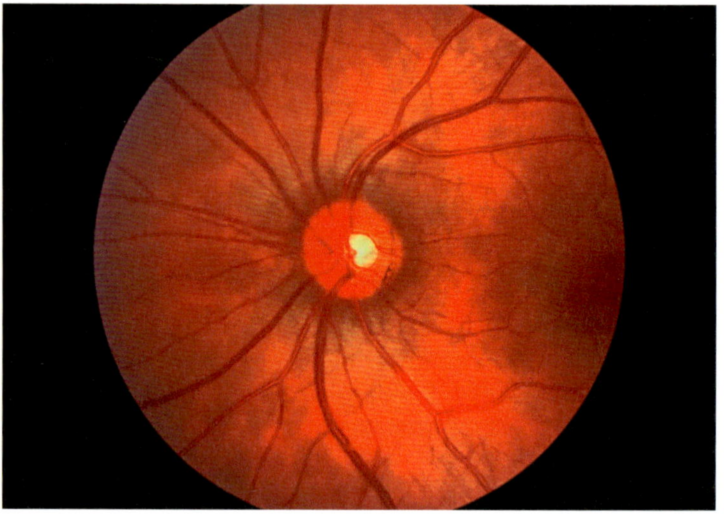

Sensibler Bereich: Beim Blick auf die Netzhaut können Augenärzte wertvolle Hinweise auf Gefäßschäden gewinnen, die auf Bluthochdruck zurückzuführen sind.

tungen in der Netzhaut führen. Und klar ist: Sind die Gefäße im Auge betroffen (hypertensive Retinopathie), ist es auch der gesamte Körper.

Wie aus Blutdruck Hochdruck wird

Ein stiller Killer

Fassen wir zusammen: Besteht Bluthochdruck, liegt nicht nur eine ernste Erkrankung vor, die frühzeitig behandelt werden muss. Sie ist auch verbreiteter, als oft angenommen wird, und zwar quer durch alle Altersgruppen. Dennoch wird Bluthochdruck häufig erst in einem fortgeschrittenen Stadium entdeckt, da er als stumme Erkrankung mitunter über Jahrzehnte keinerlei Symptome verursacht. Und selbst wenn Kopfschmerzen, Schwindel oder wiederholtes Herzklopfen auftreten, bringen das Betroffene nicht gleich mit einer Hypertonie in Verbindung.

Erhöhten Blutdruck um 10 mmHg zu senken …
… kann das Risiko für kardiovaskuläre Ereignisse um 20 bis 25 Prozent reduzieren!

Während diese also mitunter unbemerkt fortschreitet, können sich dramatische Gefäßschäden entwickeln. Ablagerungen aus Entzündungszellen, Kalk und Fett können die Gefäße zunehmend einengen. Neben koronaren Herzerkrankungen, einem Herzklappen-Fehler (Mitral-Inusffizienz) oder Nierenversagen gehören auch Demenzerkrankungen zu den langfristigen Folgen. Im Klartext: Ein über Jahre unerkannter und unbehandelter Bluthochdruck ist ein stiller Killer, der deine Lebenszeit verkürzen kann. Deswegen zählt jede Blutdruck-Verbesserung!

Häufigkeit von Bluthochdruck

ANTEIL DER BETROFFENEN NACH ALTERSGRUPPEN UND GESCHLECHT		
Frauen	18 bis 29 Jahre	4,2 Prozent
	30 bis 44 Jahre	9,0 Prozent
	45 bis 64 Jahre	31,6 Prozent
	≥ 65 Jahre	63,8 Prozent
Männer	18 bis 29 Jahre	4,4 Prozent
	30 bis 44 Jahre	14,5 Prozent
	45 bis 64 Jahre	38,3 Prozent
	≥ 65 Jahre	65,1 Prozent

Quelle: Neuhauser, Kuhnert und Born 2017; Robert Koch-Institut, Berlin

!

Falsche Ernährung und Bewegungsarmut macht Kinder nicht nur dick, sondern kann auch zu Bluthochdruck führen.

Schon 6-Jährige unter Druck

Besondere Aufmerksamkeit gilt in diesem Zusammenhang auch den derzeit mehr als 1 Million übergewichtigen und 800.000 adipösen Kindern und Jugendlichen in Deutschland. Sie leiden zunehmend unter Krankheiten, die in der Vergangenheit als typische Alterserscheinungen galten. Doch sind inzwischen für Alt und Jung rund 60 teilweise tödliche Folgen von Übergewicht bekannt. Wissenschaftler um Iñaki Galán von der präventionsmedizinischen Forschung an der Autonomen Universität Madrid fanden heraus: Kinder, die bereits mit vier Jahren übergewichtig sind, haben zum Beispiel ein mehr als doppelt so hohes Risiko, schon mit sechs Jahren Bluthochdruck zu entwickeln. Für fettleibige Kinder stellt sich die Situation mit einem rund dreifach erhöhten Risiko noch dramatischer dar. Diese 2019 veröffentlichten Daten machen deutlich, dass der Grundstein für Gesundheit oder Krankheit im Erwachsenenalter sehr viel früher gelegt wird, als wir denken.

Elterliche Vorsorge mit Kompetenz

Darüber hinaus verbringt ein Großteil der Kinder nur noch wenig Zeit in der Natur oder mit Freunden. Statt in Bewegung pflegen die Kids ihre sozialen Kontakte via Smartphone und Tablet vom Sofa aus. „Vor allem Kinder aus sozial schwachen Familien sind gefährdet, Übergewicht und seine Folgeerkrankungen zu entwickeln“, so Dr. med. Thomas Fischbach, Präsident des Berufsverbandes der Kinder- und Jugendärzte e. V. (BVKJ), anlässlich des Kinder- und Jugendärztetages 2019. „Sie schauen mehr Fernsehen, sind vermehrt Werbung für ungesunde Lebensmittel ausgesetzt, in ihren Familien gibt es häufig zu wenig Ernährungskompetenz, also werden ungesunde Lebensmittel eingekauft, es gibt keine strukturierten Mahlzeiten etc.“ Aufklärung von Anfang an tue Not, schon in der Kita und in Schulen. So dürften dort zum Beispiel keine zuckerhaltigen Getränke erhältlich sein. Auch eine Zuckersteuer nach dem Vorbild der Franzosen fordert der BVKJ.

Primäre Hypertonie

Generell wird zwischen primärer und sekundärer Hypertonie unterschieden. Die primäre Erkrankung entsteht oft durch mehrere ineinandergreifende Faktoren, die deinen Blutdruck verändern können. Neben deinem Lebensalter und Geschlecht sind das allen voran dein Lebensstil und die Ernährungsgewohnheiten. Etwa 30 Prozent der primären Hypertonie gehen nämlich auf Übergewicht zurück (!), 15 Prozent auf übermäßigen Alkoholkonsum.

!

Übergewicht, Rauchen und Alkoholkonsum begünstigen die Entstehung von Bluthochdruck.

Weg mit der Kippe

Auch Rauchen stellt einen bedeutenden Risikofaktor dar. Weil Nikotin die Blutgefäße einengen kann, steigt beim Rauchen der Blutdruck vorübergehend an. Das Herz schlägt schneller. Je mehr geraucht wird, umso mehr kann das einmal ins Blut gelangte Nikotin den Blutdruck dauerhaft erhöhen. Bei Rauchern ist auch der Sauerstoffgehalt im Blut geringer als bei Nichtrauchern, da Kohlenmonoxid den Blutfarbstoff Hämoglobin blockiert – und damit den Transport von Sauerstoff von der Lunge zu den Organen. Stattdessen wird immer mehr Kohlenmonoxid zu den Zellen befördert. Parallel ist durch das Atemgift auch die Abgabe von vorhandenem Sauerstoff aus dem Blut an die Körpergewebe gehemmt. Das Risiko einer Arterienverkalkung, der Arteriosklerose, steigt. Das Risiko für Herz-Kreislauf-Erkrankungen wird durch den blauen Dunst sogar um das Sechsfache erhöht.

Sekundäre Hypertonie

Eine sekundäre Hypertonie liegt in 5 bis 10 Prozent der Fälle vor. Dabei bereiten andere Erkrankungen den Boden für Bluthochdruck, zum Beispiel hormonelle Erkrankungen oder Nierenerkrankungen wie der primäre Hyperaldosteronismus (PHA), auch Conn-Syndrom genannt. PHA ist gekennzeichnet durch überaktive Zellen in der Nebenniere, die das Hormon Aldosteron produzieren. Dieses Hormon spielt eine wichtige Rolle bei der Regulation von Salzen wie Natrium und Kalium im Blut und damit auch des Blutdrucks.

Als häufigste Ursache für sekundäre Hypertonie gilt allerdings das obstruktive Schlafapnoe-Syndrom (OSAS). Ein Zusammenhang, der Experten zufolge selbst in Fachkreisen immer noch unterschätzt wird. Du musst dir das so vorstellen: Wenn als Folge einer Engstellung der oberen Atemwege deine Atmung mehr als fünfmal in der Stunde jeweils länger als 10 Sekunden aussetzt, wird dein Herz dadurch enorm belastet. Der Organismus gerät in Stress. Die nächtliche Ausschüttung von Stresshormonen wie Adrenalin und Noradrenalin kann zusätzlich zum chronischen Anstieg des Blutdrucks beitragen.

> !
>
> Das kardiovaskuläre Risiko bezieht sich auf Erkrankungen, die das Herz und die Gefäße betreffen.

Die in der Regel adipösen, also fettleibigen, Schlafapnoe-Patienten sind insgesamt einem erhöhten kardiovaskulären Risiko ausgesetzt. Resultate verschiedener Studien zeigen, dass eine konsequente Therapie der Atemaussetzer durch spezielle Beatmung mit Nasenmaske (CPAP, *contiunous positive airway pressure*) auch zur Senkung des Blutdrucks um bis zu 10 mmHg führte, vor allem bei Betroffenen mit ausgeprägter Tagesmüdigkeit. Bei der CPAP-Beatmung wird durch geringen Überdruck das Einatmen erleichtert. Fazit der Wissenschaftler: Wird eine Schlafapnoe behandelt, hat dies auch einen positiven Effekt auf den Blutdruck, das kardiovaskuläre Risiko kann sogar erheblich gesenkt werden.

Metabolisches Syndrom

Das metabolische Syndrom steht ebenfalls in engem Zusammenhang mit Bluthochdruck. Ein wesentliches Merkmal ist eine umfangreiche Körpermitte. Bei Frauen ist das ein Bauchumfang von mehr als 80, bei Männern von mehr als 94 Zentimetern. Besonders riskant wird es bei Frauen ab 88, bei Männern ab 102 Zentimetern Umfang. Weitere Parameter sind:

- erhöhte Blutfett- beziehungsweise Triglyzeridwerte (150 mg/dl)
- niedriges „gutes" HDL-Cholesterin (Frauen < 50 mg/dl, Männer < 40 mg/dl)
- erhöhte Nüchternglukose (> 100 mg/dl) beziehungsweise ein bereits diagnostizierter Diabetes mellitus vom Typ 2
- erhöhte Blutdruckwerte beziehungsweise eine bereits behandelte Hypertonie

Treffen zusätzlich zum erhöhten Bauchumfang zwei dieser vier Risikofaktoren zu, lautet die Diagnose: metabolisches Syndrom. Zu den Ursachen gehören vor allem eine unausgewogene Ernährung mit überwiegend schnell verfügbaren Kohlenhydraten und Heißhungerattacken, mangelnde körperliche Aktivität, chronischer Stress, aber auch Depressivität oder anhaltender Ärger.

Etwa 25 Prozent aller Deutschen sind vom metabolischen Syndrom betroffen, am häufigsten ab der siebten Lebensdekade.

Den Lebensstil zu ändern – also durch gesunde Ernährung und ausreichend Bewegung das Körpergewicht zu reduzieren und die Blutzucker- und Blutfettwerte zu verbessern – ist der Hauptansatzpunkt einer jeden Behandlung.

Medikamente, deren Einnahme den Blutdruck erhöhen kann

- Schmerzmittel aus der Gruppe nicht-steroidaler Antirheumatika (NSAR) (z. B. Diclofenac)
- Antidepressiva
- Appetitzügler
- Orale Kontrazeptiva (Pille)
- Kortison
- Rheumamittel (z. B. Cyclosporin A, Tacrolimus, Leflunomid)
- Erythropoetin (EPO, fördert die Bildung roter Blutkörperchen)
- Sympathomimetika (z. B. abschwellende Nasentropfen)

Bluthochdruck ist abhängig von ...

... beeinflussbaren Risikofaktoren:

- Übergewicht und Bewegungsarmut
- Rauchen
- Hoher Alkoholkonsum
- Hohe Kochsalzzufuhr
- Chronischer Stress

... nicht beeinflussbaren Risikofaktoren:

- Alter
- Geschlecht
- Familiengeschichte mit Herz-Kreislauf- oder Gefäßerkrankungen

... Vorerkrankungen:

- Metabolisches Syndrom
- Diabetes mellitus
- Obstruktives Schlafapnoe-Syndrom (OSAS)
- Hormonelle Erkrankungen (z. B. Schilddrüsenüberfunktion)
- Nierenerkrankungen
- Chronische Schmerzustände

!

Die Top 10 Tipps für eine gesunde und artgerechte Ernährung findest du ab Seite 61.

Gefäßsteifigkeit

Ein gesunder Lebensstil ist alles in allem gleichbedeutend mit der Hege und Pflege deiner Gefäße. In der Regel bekommen wir beim Start ins Leben elastische und weiche Blutgefäße mit. Sie sind dazu in der Lage, sich bei einer nähernden Pulswelle zu weiten, um sich kurz darauf wieder zusammenzuziehen. Eine Dehnbarkeit, die quasi jede Druckänderung mitmacht. Vorausgesetzt wir sind und bleiben aktiv. Anderenfalls können sich die Gefäße im Verlaufe eines Lebens zunehmend versteifen. Diese Gefäßsteifigkeit kann dazu führen, dass langfristig nur der obere Blutdruckwert erhöht ist (isolierte systolische Hypertonie).

Einerseits passt dieses Phänomen in das statistische Bild, wonach Männer und Frauen vor allem 65 plus von Bluthochdruck betroffen sind (Seite 14). Andererseits zeigen Studien, dass diejenigen, die sich regelmäßig bewegen, in jeder Lebensdekade von vergleichsweise elastischeren Gefäßen profitieren. Bereits in den 1990er-Jahren fand der amerikanische Arzt Dean Ornish zum Beispiel Hinweise darauf, dass verengte Blutgefäße unter anderem durch regelmäßiges Ausdauertraining wieder weiter und durchlässiger wurden (um ca. fünf Prozent). Ein Grund mehr, zu jeder Zeit aktiv und motiviert das Leben zu feiern. Zumal unsere „Zeit" nach dem Zeitbegriff Albert Einsteins in erster Linie eine Illusion ist, die auch nicht linear verläuft. Solltest du also gerade denken: „Für mich ist das alles schon zu spät", dann stelle diesen Gedanken sofort ab: Schluss mit dieser Begrenzung!

Beim Mann an Testosteronmangel denken

Insbesondere Männer ab 40 Jahren beziehungsweise ab dem Beginn der männlichen Wechseljahre (Andropause), wenn die Hormonspiegel sinken, sollten die Auswirkungen eines Testosteronmangels im Blick haben. So wird ein Testosteronmangel aktuellen Studien zufolge mit Bluthochdruck in Verbindung gebracht. Anlässlich einer bundesweiten Untersuchung mit 20.000 Männern zeigte sich, dass 41 Prozent der Teilnehmer mit Testosteronmangel einen Bluthochdruck, mehr als 68 Prozent auch Diabetes hatten.

„Darüber hinaus könnte ein Testosteronmangel in allen Altersklassen Ursache für Erkrankungen sein, welche oft unter dem Oberbegriff des metabolischen Syndroms zusammengefasst, aber meist nur symptomatisch behandelt werden", heißt es in einer Pressemitteilung der Deutschen Gesellschaft für Mann und Gesundheit e.V. (DGMG). Da Testosteron nicht nur das wichtigste Sexualhormon des Mannes sei, sondern auch in den Muskel-, Fett-, Knochen- sowie Zuckerstoffwechsel eingreife, sollte bei entsprechenden Symptomen, wie etwa Übergewicht, die Bestimmung des Testosteronwertes zur ärztlichen Diagnostik dazugehören, fordern die Fachleute.

!

Die Testosteronwerte verbessern kannst du zum Beispiel, wenn du einen zu großen Bauchumfang von mehr als 94 Zentimetern reduzierst.

Übrigens gehen in Ländern wie Italien oder Frankreich die Männer ebenso selbstverständlich zum Männerarzt wie die Frauen zum Frauenarzt. Hierzulande befinden wir uns zumindest am Beginn einer Trendwende für mehr Bewusstsein – nicht nur für die Gesundheit der Frau, sondern auch für jene des Mannes in den unterschiedlichen Lebensphasen.

„Das liegt bei uns in der Familie …"

Gerät die gesundheitliche Situation in Schieflage, berufen sich viele entweder darauf, „dass es im Alter einfach so ist". Oder es heißt: „Das war in unserer Familie schon immer so." Mach dir bitte bewusst, dass weder das eine noch das andere korrekt ist. Solches Schubladendenken ist zu wenig differenziert und – mit Verlaub – eine zu einseitige Betrachtung. Erinnere dich an dieser Stelle zum Beispiel noch einmal daran, dass es etwa durch die Heilkraft der Bewegung jederzeit möglich sein kann, die Gefäße positiv zu beeinflussen. Sinngemäß lässt sich vieles, was deinen Lebensstil betrifft, relativ einfach umsetzen – vorausgesetzt du kommst aus der Bequemzone der Ausreden heraus. Ganz ehrlich und Hand aufs Herz: Steckst du gerade in einer solchen Bequemzone fest? Bist du beispielsweise dazu in der Lage, dich regelmäßig zu bewegen, tust es aber nicht?

Und was die Gene betrifft: Freilich, wir haben eine gewisse Veranlagung. Wenn es um Bluthochdruck geht, sind offenbar Hunderte verschiedene Genvarianten beteiligt, wie Wissenschaftler bislang herausfinden konnten. Doch auch wenn Bluthochdruck oft polygenetisch ist, wie du in meinem Gespräch mit Prof. Dr. med. Peter Trenkwalder ab Seite 38 nachlesen kannst, bleibt das entscheidende Zünglein an der Waage – na? Rate mal. Genau, dein Lebensstil! Wenn zum Beispiel schon deine Eltern Bluthochdruck hatten, trägst du mit deinen Ernährungsgewohnheiten, deiner Bewegung und deinem Stress- sowie Schlafmanagement wesentlich dazu bei, ob beziehungsweise wann du einen Hochdruck entwickelst. Ob mit 30, 40, 50 oder 65 Jahren oder erst sehr viel später.

Kontrolle ist besser

Ist „hoch normal" nicht gut genug?

Das A und O sind die regelmäßige Kontrolle des Blutdrucks und die richtige Messung. Denn bereits im hoch normalen Bereich – jenseits eines systolischen Werts von 130 mmHg und unter 140 mmHg – beginnen für dein Herz die Probleme. Das zeigen 2019 veröffentlichte Ergebnisse einer Substudie der Hochdruck-Langzeituntersuchung PAMELA. Prof. Cesare Cuspidi vom Forschungszentrum des wissenschaftlichen Instituts Auxologico Italiano schlussfolgert: „Werte, die im Grenzbereich von hoch normal zu einem Hochdruck Grad 1 liegen, betreffen nicht nur den großen Teil der Allgemeinbevölkerung. Es sollten in diesen Fällen auch deutlich mehr präventive Maßnahmen erfolgen." In seinen Untersuchungen hatte der Wissenschaftler bei fast 20 Prozent der Probanden mit einem unbehandelten Bluthochdruck eine

Linksherz-Hypertrophie gefunden: die krankhafte Gewebevergrößerung der linken Herzkammer. Andere Ursachen wie einen Herzklappenfehler hatte er zuvor ausgeschlossen. Auch knapp 7 Prozent der Teilnehmer mit hoch normalen Werten zeigten diese Herzveränderung. Und wer zu Studienbeginn einen hoch normalen Blutdruck ohne Herzmuskel-Veränderung hatte, entwickelte diese in den folgenden 10 Jahren mit einer Wahrscheinlichkeit von rund 25 Prozent.

Risiko Linksherz-Hypertrophie (LVH)

Die krankhafte Gewebevergrößerung der linken Herzkammer stellt einen bedeutenden unabhängigen Risikofaktor für kardiovaskuläre Erkrankungen dar beziehungsweise für Ereignisse wie Herzschwäche, Vorhofflimmern, Herzinfarkt oder plötzlicher Herztod.

Messgeräte mit Prüfsiegel

Die Deutsche Hochdruckliga bestätigt, dass sich nur durch regelmäßige Messungen das Risiko für gefährliche Folgeerkrankungen wie die LVH senken lässt. Leider liefern viele der im Handel erhältlichen Messgeräte nur unzuverlässige Werte. Selbst Geräte,

Die Deutsche Hochdruckliga prüft Blutdruckmessgeräte durch unabhängige Prüfinstitute und verleiht ein Prüfsiegel für Messgenauigkeit.

die das Medizinproduktegesetz einhalten, gewährleisten keine verlässliche Messgenauigkeit. Die Qualität der Geräte, mit denen du zu Hause deine Werte im Auge behalten solltest, hängt entscheidend von der eingebauten Druckblase, von den hinterlegten Berechnungsformeln sowie von der verwendeten Manschette ab. Eine Liste mit Geräten, die von der Hochdruckliga geprüft wurden und das von der Gesellschaft verliehene Prüfsiegel für Messgenauigkeit tragen, findest du im Internet unter hochdruckliga.de/messgeraete-mit-pruefsiegel.html.

Dein Messerfolg in 5 Schritten

1. Zur Ruhe kommen

Bevor du die Blutdruck-Messung durchführst, solltest du dich hinsetzen und 5 Minuten entspannen. Also auch nicht telefonieren, keine WhatsApp verschicken oder Online-Videos schauen. Alle Medien haben Pause! Zudem sollten körperliche oder seelische Belastungen rund 30 Minuten vor dem Messen vermieden werden, wie auch das Trinken von koffeinhaltigem Kaffee oder Schwarztee.

2. Manschette auf Herzhöhe

Setze dich entspannt auf einen Stuhl und lehne dich an. Die Füße stehen auf dem Boden. Lege die Manschette des Blutdruckgeräts so an, dass sie auf Herzhöhe sitzt. Bei Oberarmmanschetten ist das fast automatisch der Fall. Bei Handgelenksmanschetten legst du zur Lagerung ein Kissen auf den Tisch.

3. Dreimal im Minutentakt

Es wird empfohlen, jeweils dreimal hintereinander im Abstand von einer Minute zu messen. Der Mittelwert des zweiten und dritten Wertes ist ausschlaggebend, bei unregelmäßigen Herzschlägen (Arrhythmien oder Vorhofflimmern) der Mittelwert aus allen drei gemessenen Werten.

4. Werte dokumentieren

Gemessene Blutdruckwerte sollten stets dokumentiert werden, du kannst sie zum Beispiel in einem Blutdruck-Pass oder digital (Excel-Tabelle, Blutdruck-App) festhalten. So kannst du sie bei Bedarf jederzeit an deinen Arzt schicken. Moderne Blutdruck-Messgeräte verfügen über Schnittstellen zur Übertragung an eine Smartphone-App. Bei der Speicherung in einer App werden deine Vitaldaten allerdings häufig auf einem zentralen Server des Herstellers, nicht aber auf deinem Smartphone direkt gespeichert. Informiere dich am besten bei deinem App-Anbieter darüber, ob die Messdaten auch im Smartphone gespeichert werden. Generell sollten deine Daten in Deutschland gespeichert werden, um ein hohes Datenschutzniveau zu gewährleisten. Auch darüber sollte dich dein App-Anbieter informieren.

5. Immer zur gleichen Zeit

Um die Werte vergleichbar zu machen, sollten Menschen mit Bluthochdruck täglich immer zur gleichen Tageszeit messen (bei Neueinstellungen und Therapieänderungen auch mehrmals täglich). Wer blutdrucksenkende Mittel einnimmt, sollte zum Beispiel morgens vor der Tabletteneinnahme messen. Schwangere mit Bluthochdruck sollten mindestens morgens und abends messen sowie ein Blutdruck-Profil durchführen lassen.

Quelle: nach Deutsche Hochdruckliga e.V. / kenn-deinen-druck.de

Blutdruck-Messgerät auf Rezept

Bei der Erstdiagnose von Bluthochdruck übernehmen die gesetzlichen Krankenkassen die Kosten für die Anschaffung eines Messgerätes.

Viele Messgeräte pumpen sich nach Anlegen der Manschette und Betätigung der Starttaste automatisch maximal auf und messen erst in der Ablassphase. Manche empfinden den sich dabei aufbauenden Druck als sehr unangenehm. Abhilfe kannst du mit einem Gerät schaffen, bei dem sich durch nochmaliges Drücken der Starttaste der Aufpumpvorgang manuell beenden lässt. Oder du besorgst dir ein Gerät, das nicht erst beim Ablassen, sondern bereits beim Aufpumpvorgang den Blutdruck misst, dadurch ist der sich aufbauende Druck meist geringer.

Messung beim Arzt und Selbstmessung

Misst dein Arzt bei dir in Ruhe wiederholt Werte von **140/90 mmHg oder höher,** handelt es sich um Bluthochdruck. Für die Selbstmessung zu Hause gilt: Deine Werte sollten nicht regelmäßig bei **135/85 mmHg oder höher** liegen.
Wichtig: Das gilt auch, wenn nur einer der beiden Werte erhöht ist.

Vorsicht vor Fehlerquellen

Bei Geräten mit Oberarmmanschetten muss die Manschette dem Umfang deines Oberarms entsprechen. Sie sollte auch nicht mehr als zwei Drittel deines Oberarms in der Breite abdecken. Weitere wichtige Aspekte sind:

- Leg die Manschette nicht zu locker oder zu fest an.
- Zwei Querfinger oberhalb der Ellenbeuge darf die Manschette nicht zu stramm sein: Ein Finger sollte leicht unter die verschlossene Manschette passen.
- Der aufblasbare Teil sollte an der Oberarminnenseite, der Verschluss außen liegen.
- Lass den Schlauch nach unten zur Hand zeigen.
- Vermeide Blutstau am Oberarm durch einen hochgeschobenen Ärmel.
- Miss niemals über einem dickeren Pullover, einer Bluse oder einem Jackett.

Schaffe dir ein Messgerät an, mit dem du gut zurechtkommst. Das Blutdruckmessen soll nicht unangenehm sein.

In der Schwangerschaft

Während der Schwangerschaft ist die regelmäßige Blutdruck-Messung für die Gesundheit von Mutter und Kind gleichermaßen bedeutsam. Nach Angaben des Hessischen Ärzteblattes sterben jährlich weltweit etwa 60.000 Frauen im Zusammenhang mit Schwangerschaftserkrankungen, die durch Bluthochdruck bedingt sind. Der Hochdruck kann bereits vor der Schwangerschaft bestanden haben oder im ersten Trimester als chronische Hypertonie offensichtlich werden. Treten im späteren Verlauf der Schwangerschaft bei Frauen mit bis dahin normalen Werten Blutdruckwerte größer oder gleich 140 mmHg neu auf, ist von Gestationshypertonie die Rede.

Von besonderer Bedeutung ist die Präeklampsie, bei der es zusätzlich zum erhöhten Blutdruck etwa auch zu einer übermäßigen Ausscheidung von Eiweiß über den Urin oder zu anderen Funktionseinschränkungen von Nieren, Leber oder auch der Plazenta oder dem zentralen Nervensystem kommt. Hier ist es sehr wich-

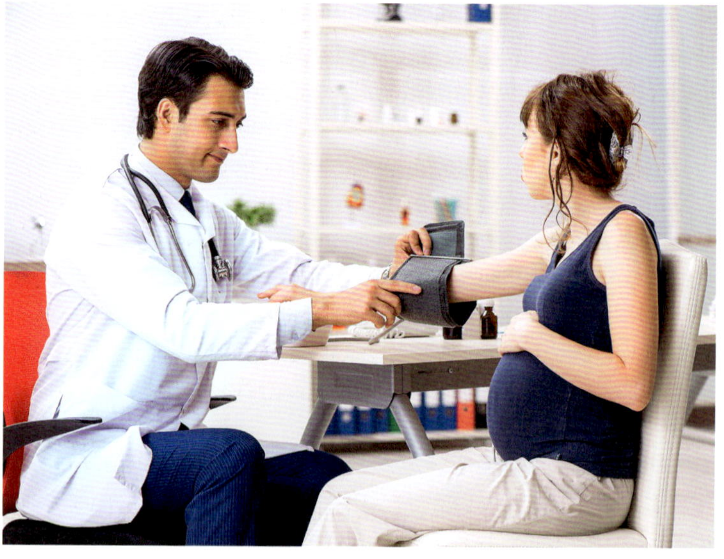

Regelmäßige Blutdruckmessungen während der Schwangerschaft sind wichtig für Mutter und Kind.

tig, rechtzeitig vorbeugende Maßnahmen zu ergreifen. Daher geht ein klarer Appell der medizinischen Leitlinien der deutschsprachigen Fachgesellschaften für Gynäkologie und Geburtshilfe vom März 2019 in Richtung Früherkennung. Dabei ist auch die engmaschige Überprüfung des Blutdrucks (an beiden Oberarmen!) unabdingbar. Bei Frauen mit einem anamnestischen Risiko besteht die derzeit einzige effektive Vorsorge der Präeklampsie in einer ab der Frühschwangerschaft – möglichst vor der 16. Schwangerschaftswoche (SSW) – beginnenden oralen Einnahme von niedrig dosierter Acetylsalicylsäure (ASS 150 mg/Tag).

Ausblick: Neue Forschung

Hirngesundheit und vaskuläre Demenz

Dass der Blutdruck, seine Kontrolle und die Vorsorge von Bluthochdruck für jede Generation selbstverständlich sein sollten, wird nicht zuletzt mit Blick auf die Hirngesundheit deutlich. 2019 veröffentlichten Wissenschaftler um Lina Schaare vom Max-Planck-Institut Studiendaten, die zeigen, dass Werte im hoch normalen Bereich ab 130 mmHg möglicherweise bereits zwischen 19 und 40 Jahren dem Gehirn schaden können. So ließen sich bei nur geringfügig erhöhten Blutdruckwerten (keiner der Probanden nahm Blutdruckmittel) bereits in der dritten und vierten Lebensdekade Hirnveränderungen feststellen: ein reduziertes Volumen des für das Gedächtnis relevanten Hippocampus, ein verkleinerter Mandelkern sowie weitere auffällige Strukturen. Die sukzessiven Schädigungen mit Verlust von grauer Hirnsubstanz könnten, so die neuen Erkenntnisse, in darauffolgenden Dekaden ein erhöhtes Risiko für Schlaganfälle und Demenzerkrankungen provozieren.

In diesem Zusammenhang soll auch die vaskuläre Demenz Erwähnung finden. Diese ist nicht zu verwechseln mit der Alzheimer-Krankheit. Bei vaskulären Demenzen führen Durchblutungsstörungen des Gehirns zum Absterben von Nervenzellen. Sie werden häufig hervorgerufen durch eine Wandverdickung in kleinen Gefäßen, die tiefe Strukturen des Gehirns mit Blut versorgen. Für diesen Prozess ist nach Angaben der Deutschen Alzheimer Gesellschaft e.V. (DAlzG) Bluthochdruck der wichtigste Risikofaktor. Da die vaskuläre Demenz wie die Alzheimer-Demenz schleichend voranschreiten kann, ist sie oft schwer davon zu unterscheiden. Allerdings zeigt sie mit Stimmungslabilität und allgemeiner Verlangsamung andere Symptome, für Alzheimer sind in erster Linie Gedächtnisstörungen charakteristisch. Die DAlzG weist auf ihrer Internetseite darauf hin, dass durch eine rechtzeitige Behandlung der Risikofaktoren – also auch eines Bluthochdrucks – prinzipiell eine Vorbeugung möglich ist.

Individuelle Medikation

Die neue medikamentöse Behandlung

Kombination statt Single-Therapie

Über den richtigen Wert beim Blutdruck und in der Bluthochdruck-Therapie diskutieren selbst Fachleute immer wieder. Doch die eingangs genannten Zielbereiche nach den neuen Leitlinien 2018 gelten in den meisten Fällen: Sie liegen systolisch zwischen 120 und 130 mmHg beziehungsweise diastolisch zwischen 70 und 80 mmHg. Ab 65 plus ist ein systolischer Wert zwischen 130 und 139 mmHg anzustreben, bei Gebrechlichkeit werden auch höhere Werte toleriert. Und für fitte Patienten 80 plus setzt eine blutdrucksenkende Therapie zumeist erst bei systolischen Blutdruckwerten von größer oder gleich 160 mmHg an. Ob und wann eine medikamentöse Behandlung beginnt, hängt in erster Linie vom individuellen Risikoprofil ab. Sie gilt auch nur dann als notwendig, wenn sich zum Beispiel eine milde Hypertonie – ein Hochdruck Grad 1 – durch allgemeine gesundheitsfördernde

Maßnahmen und die Beseitigung vorhandener Risikofaktoren über mehrere Monate nicht einstellen lässt. Demgegenüber sollte bei einer Hypertonie Grad 2 und 3 (mittelschwerer und schwerer Bluthochdruck) unmittelbar eine medikamentöse Therapie starten und vereinbarte Zielwerte sollten innerhalb von drei Monaten erreicht werden. Die Arzneimittelgruppen und die verschiedenen Wirkstoffe, die regulär zum Einsatz kommen, sind vielen Bluthochdruck-Patienten bekannt. Geändert hat sich jedoch die Empfehlung zur Kombination einzelner Substanzen und deren Verabreichungsform.

!

In der Behandlung von Bluthochdruck gibt es neue Empfehlungen zur Kombination der Substanzen.

Hier solltest du 3 Häkchen machen können, wenn du Blutdruckmittel einnimmst

- ☑ Ich nehme meine Medikamente regelmäßig ein.
- ☑ Ich setzte Medikamente niemals auf eigene Faust ab.
- ☑ Ich befinde mich in regelmäßiger ärztlicher Kontrolle.

Erfahrung aus 1 Million Patientenjahre

Die Neuerungen in der medikamentösen Therapie basieren unter anderem auf einer Metaanalyse des kardiologischen Instituts des Elena Venizelou Hospitals in Athen. Die Forschergruppe um Costas Thomopoulos wertete 50 verschiedene Studien (publiziert von 1966 bis 2015) aus, in denen insgesamt 58 Medikamente verglichen wurden. Auf diese Weise konnten fast 250.000 Patienten und über 1 Million Patientenjahre betrachtet werden. Das Ergebnis: Da grundsätzlich alle Substanzen das kardiovaskuläre Risiko reduzieren können, ist für jeden Patienten im Einzelnen zu entscheiden, in welcher Situation er ist und von welcher Kombination er besonders profitiert.

In jedem Falle gilt: Monopräparate haben heute ausgedient. Empfohlen werden „2 in 1"- oder „3 in 1"-Strategien. Diese Kombinationen sind zwar teurer, verbessern aber nach Angaben der

Deutschen Hochdruckliga die Therapietreue. Das ist die Rate an Patienten, die ihre Medikamente konsequent und regelmäßig einnehmen und deren Blutdruck dadurch in den gewünschten Zielkorridor gebracht werden kann. In der griechischen Studie waren zum Beispiel Diuretika vergleichsweise am besten bei der Verhinderung von Herzinsuffizienz, ebenso ACE-Hemmer, die zusätzlich bei der Verhinderung koronarer Herzkrankheiten an erster Stelle standen. Kalziumkanal-Blocker schnitten am besten bei der Verhinderung von Schlaganfällen ab, allerdings am schlechtesten bei der Verhinderung einer Herzinsuffizienz. Betablocker standen dagegen bei der Verhinderung von Schlaganfällen an letzter Stelle.

480 Milliliter Blutspende

Bei Patienten, die viermal im Jahr zum Blutspenden gingen, konnte in Studien der Berliner Charité der systolische Wert von durchschnittlich 160 auf 144 mmHg und der diastolische von durchschnittlich 91 auf 84 mmHg gesenkt werden. Die Teilnehmer zwischen 30 und 65 Jahren profitieren besonders bei sehr stark erhöhtem Blutdruck von mehr als 160/100 mmHg zu Studienbeginn: Ihre Werte konnten im Schnitt bis zu 17 mmHg beziehungsweise 12 mmHg gesenkt werden.

Die „2 in 1"-Strategie

Nahezu alle Patienten sollten als erstes mit einer individuell ausgewählten Fixkombination (*single pill combination*) behandelt werden. Das heißt, sie bekommen zunächst eine Tablette, in der zwei Substanzen kombiniert sind. Diese Zweifachkombination („2 in 1") beinhaltet jeweils einen RAS-(Renin-Angiotensin-System)Blocker und einen Kalziumkanal-Blocker *oder* einen RAS-Blocker und ein Diuretikum. Bei den RAS-Blockern entscheidet der Arzt je nach Situation für einen ACE-Hemmer oder Angiotensin-Rezeptorblocker. Das Kurzprofil dieser Substanzen findest du in der folgenden Wirkstoffübersicht.

Durch die so kombinierte Tablette wird die Medikamentenlast möglichst niedrig gehalten. Das ist auch sinnvoll, denn wie die Statistik zeigt, nahmen im Jahr 2017 rund 23 Prozent aller erwachsenen Bundesbürger dauerhaft drei oder mehr Medikamente ein. Das birgt Risiken. Nicht nur hinsichtlich unerwünschter Wechselwirkungen. Auch die Therapietreue sinkt und damit die Wahrscheinlichkeit einer nachhaltig erfolgreichen Behandlung.

Weniger Nebenwirkungen

Die neuen Fixkombinationen in der medikamentösen Blutdrucktherapie können mehrere Wirkstoffe in einer Tablette zum Teil in niedrigerer Dosierung als in Monopräparaten kombinieren. Das macht die Kombinationstherapie vergleichsweise nebenwirkungsärmer.

Die „3 in 1"-Strategie

Stellt sich nach etwa drei Monaten heraus, dass sich der Blutdruck mit einer Zweifachkombination nicht kontrollieren lässt, wird im nächsten Schritt eine Dreifachkombination („3 in 1") eingesetzt, auch Triple-Fixkombination genannt. Nun werden in einer Tablette drei statt „nur" zwei Substanzen kombiniert: ACE-Hemmer oder Angiotensin-Rezeptorblocker plus Kalziumkanal-Blocker plus Diuretikum. Bleiben auch damit die gewünschten Erfolge aus, liegt eine therapieresistente Hypertonie vor. In diesen Fällen kommt nach den neuen Leitlinien als Extratablette der Wirkstoff Spironolacton hinzu, mit 25 bis 50 Milligramm pro Tag (wenn erforderlich, in Einzelfällen höher dosiert). Patienten, die schwer erkrankt sind, werden oft in speziellen Zentren betreut, da auch unbedingt geklärt werden muss, ob möglicherweise eine sekundäre Hypertonie vorliegt.

!

Schlagen die Medikamente nicht an, muss geklärt werden, ob eine sekundäre Hypertonie vorliegt.

!

Alle empfohlenen Substanzen reduzieren das kardiovaskuläre Risiko!

Wirkstoffe in Blutdruckmedikamenten

ACE-Hemmer

ACE-Hemmer hemmen eine Hormonkaskade, die den Blutdruck in einem normalen Organismus ansteigen lässt, beziehungsweise ein bestimmtes, auf den Blutdruck wirkendes Enzym (Angiotensin Converted Enzym) – daher auch der Name. Auf diese Weise können ACE-Hemmer die Gefäße erweitern, den Blutdruck senken und das Herz entlasten.

Nachteile: Zu den Nebenwirkungen gehören unter anderem Hautausschläge. Häufig lösen ACE-Hemmer einen Reizhusten aus. In der Schwangerschaft dürfen sie nicht angewendet werden.

Angiotensin-Rezeptorblocker (Sartane)

Die auch als AT1-Blocker bezeichneten Wirkstoffe wie Candesartan, Valsartan, Losartan, Irbesartan, Olmesartan oder Telmisartan stellen eine Weiterentwicklung der ACE-Hemmer dar und können eine Alternative bei störendem Reizhusten durch ACE-Hemmer sein. Dabei wird die Wirkung des gefäßverengenden aktiven Hormons mit Namen Angiotensin 2 durch die Blockierung bestimmter Rezeptoren direkt verhindert.

Nachteile: Die Substanzen sind erfreulicherweise fast nebenwirkungsfrei, dürfen allerdings unter anderem in der Schwangerschaft nicht eingenommen werden. Die relevantesten möglichen Begleiterscheinungen sind Kopfschmerzen oder Schwindel.

Kalziumkanal-Blocker

Kalziumkanal-Blocker wie Amlodipin, Nitrendipin, Lercanidipin oder Verapamil und Diltiazem blockieren den Einstrom von Kalziumionen – also Salz – in arterielle Zellen. Dadurch entfalten sie ihre Wirkung unmittelbar an den Muskelzellen in der Wand der Blutgefäße: Die Spannung in den Gefäßmuskelzellen sinkt und der Blutdruck wird auf diese Weise verringert.

Nachteile: Mögliche Nebenwirkungen sind Schwellungen der Beine, Knöchelödeme, zu schneller oder zu langsamer Herzschlag, allergische Reaktionen. Vor allem in höheren Dosen sind auch eine Rötung des Gesichtes oder Kopfschmerzen möglich. Nicht angewendet werden dürfen Kalziumkanal-Blocker zum Beispiel bei Herzinsuffizienz.

Wechselwirkungen beachten

- Werden ACE-Hemmer eingenommen, können Chili und Cayennepfeffer (Capsaicin) einen Reizhusten verstärken.
- Bei der Einnahme von Kalziumkanal-Blockern verzichte bitte gänzlich auf Grapefruits oder Grapefruitsaft. Die Wirkung der Mittel kann zudem durch Alkohol abgeschwächt werden, ebenso durch die Einnahme von Johanniskraut.

Wichtig: Sollten Nebenwirkungen auftreten, ist umgehend ärztlicher Rat zu suchen. Schreibe am besten deine Beobachtungen auf, damit du deinem Arzt deine Nebenwirkungen genau beschreiben kannst.

Thiaziddiuretika

Thiaziddiuretika sind insbesondere im Fall einer Dreifachkombination unverzichtbar, wenn hoher Blutdruck durch zu viel Wasser und Kochsalz im Kreislauf mitbedingt wird. Dies ist zum Beispiel bei Menschen der Fall, deren Herz nicht mehr so gut arbeitet und das Blut nicht mehr so gut durch den Kreislauf pumpen kann. Bei einer solchen Erkrankung spricht man von Herzinsuffizienz, der Herzschwäche. Diuretika kurbeln die Harnproduktion an, durch das Entwässern und Entsalzen kann indirekt der Gefäßwiderstand gesenkt werden. Der Blutdruck sinkt, das Herz wird entlastet. Zu den Wirksubstanzen gehören Hydrochlorothiazid (HCT; ausgenommen bei bestehenden Hautkrebserkrankungen wie Basaliomen und Spinaliomen), Chlorthalidon und Indapamid. Ebenso Schleifendiuretika wie Furosemid oder Torasemid, die unter anderem bei Ödemen, zum Beispiel in Zusammenhang mit einer Nierenerkrankung, eingesetzt werden.

!

Bei Gichtleiden dürfen Diuretika nicht angewendet werden.

Nachteile: Manche Patienten befürchten, durch Diuretika auszutrocknen oder dickeres Blut zu bekommen. Werden sie richtig dosiert, sind diese Gefahren nach Angabe der Deutschen Hochdruckliga aber sehr gering. Generell können bei der Anwendung von Diuretika auch wichtige Blutsalze (Elektrolyte) mit ausgeschwemmt werden. Mögliche Folgen sind neben verstärktem Harndrang eine allgemeine Schwäche, Erschöpfung, Schwindel und Müdigkeit. Beschwerden, die gerade in hohen Lebensjahren gefährlich werden können, wenn die Dosis nicht fortlaufend angepasst wird. Auch der Hämatokritwert kann ansteigen. Er beschreibt den Anteil der Blutzellen im Gesamtblut und damit die Fließfähigkeit des Blutes beziehungsweise den Wasserhaushalt. Ein erhöhter Hämatokritwert zeigt zähflüssiges, langsamer fließendes Blut an (Obergrenze bei Männern: 52 %, Obergrenze bei Frauen: 48 %).

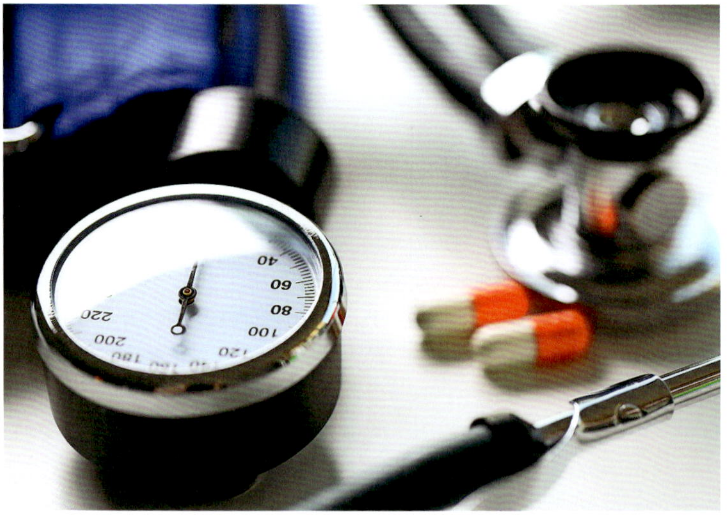

In der modernen Therapie von Bluthochdruck kann aus einer umfassenden Palette von Blutdrucksenkern das individuell richtige Medikament in der individuell besten Dosis ausgewählt werden.

Betablocker

Betablocker blockieren die Wirkung des stressbegleitenden Hormons Adrenalin an den Organen und setzen somit bei einer wichtigen Ursache für Bluthochdruck an – einem überaktiven sympathischen Nervensystem. Das ist jener Teil des vegetativen Nervensystems, der unbewusst ablaufende Prozesse wie die natürliche Stressreaktion steuert. In grauer Vorzeit sollte die körperliche Bereitschaft für Kampf oder Flucht unser Überleben sichern. Heutzutage reagieren wir Stress aber nicht mehr körperlich ab. Sind wir längere Zeit Stress ausgesetzt, kann die anhaltende übermäßige Aktivität des Sympathikus Bluthochdruck und Herz-Kreislauf-Erkrankungen verursachen beziehungsweise begünstigen. Wirkstoffe wie Metoprolol, Bisoprolol, Nebivolol oder Carvedilol sollen das Herz vor dem Stresshormon Adrenalin abschirmen. Das Herz schlägt langsamer und wird besser mit Sauerstoff versorgt. Bereits bestehende Folgeschäden hohen Blutdrucks können begrenzt werden. Betablocker können auch bei jüngeren Patienten eingesetzt werden, die zum Beispiel auf Stress mit einem erhöhten Blutdruck reagieren.

Nachteile: Betablocker, deren volle Wirkung erst nach sechs bis acht Wochen einsetzt, können träge machen und durch die Dämpfung des Stoffwechsels Übergewicht fördern. Bei Männern ist Impotenz möglich, bei Frauen eine gedämpfte Libido. Bisweilen können Betablocker kalte Hände und Füße verursachen sowie Depressionen auslösen, weil diese Substanzklasse zwar den Sympathikus dämpft, parallel aber der Parasympathikus nicht stimuliert wird. Inzwischen sind Betablocker bei Bluthochdruck nicht mehr die Mittel der ersten Wahl. Auch bei Patienten mit Asthma bronchiale sind sie nicht geeignet.

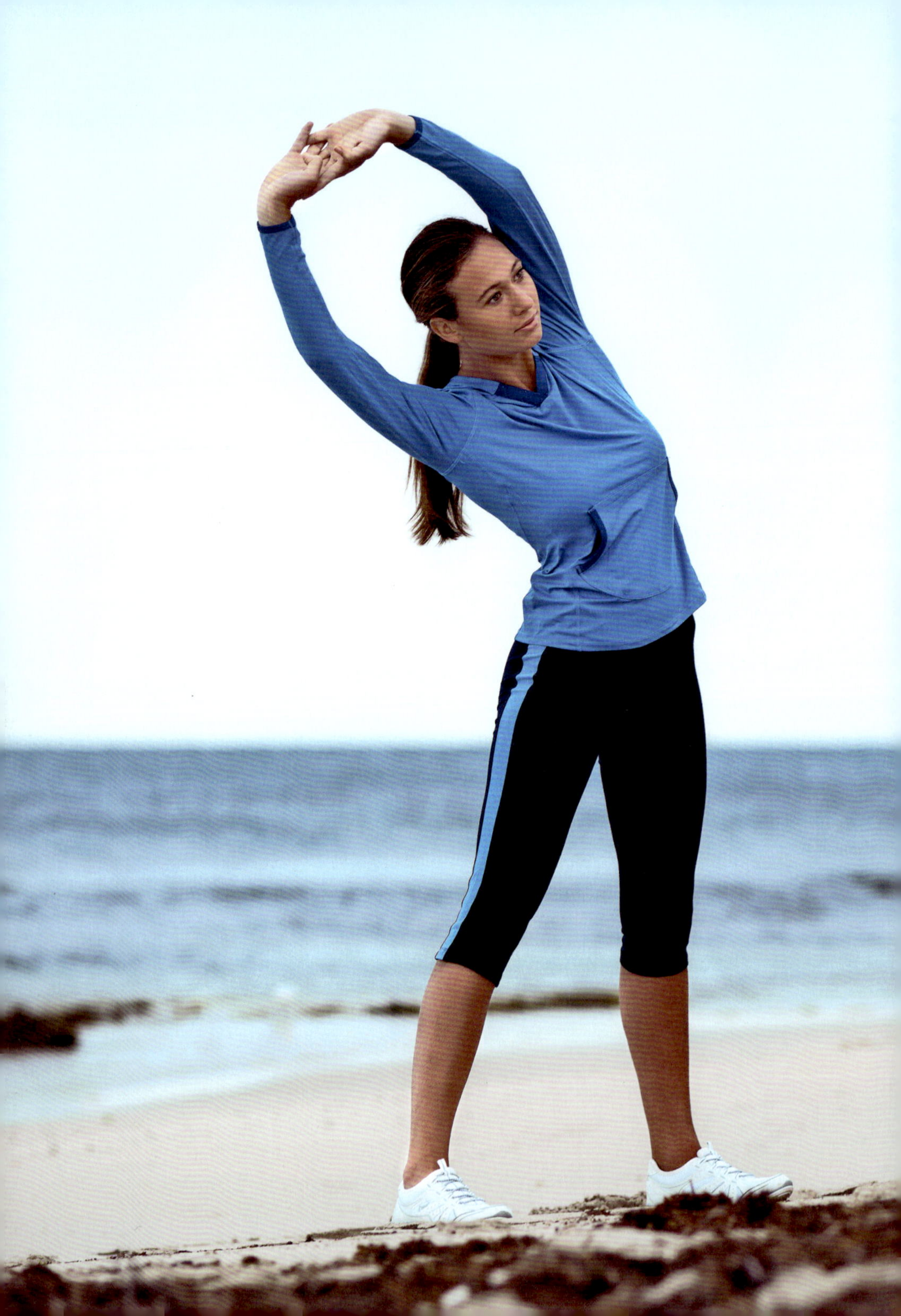

DEIN KÖRPER … IST GENIAL

Ob vorsorglich oder bei bestehendem Hochdruck: Die wichtigsten Faktoren, um die Selbstregulation deines Körpers zu unterstützen, sind körperliche Aktivität und Normalgewicht. Das gilt für Erwachsene und Kinder gleichermaßen. Dein dynamischer Einsatz kann dabei sogar die Effektivität einer Blutdruck-Tablette erreichen. Wichtig ist, dass du konsequent dran bleibst und die Umstellung deines Lebensstils dauerhaft erfolgt.

Da flehen die Menschen
die Götter an um Gesundheit
und wissen nicht,
dass sie die Macht darüber selbst besitzen.

Demokrit (griechischer Philosoph, 460 bis 370 v. Chr.)

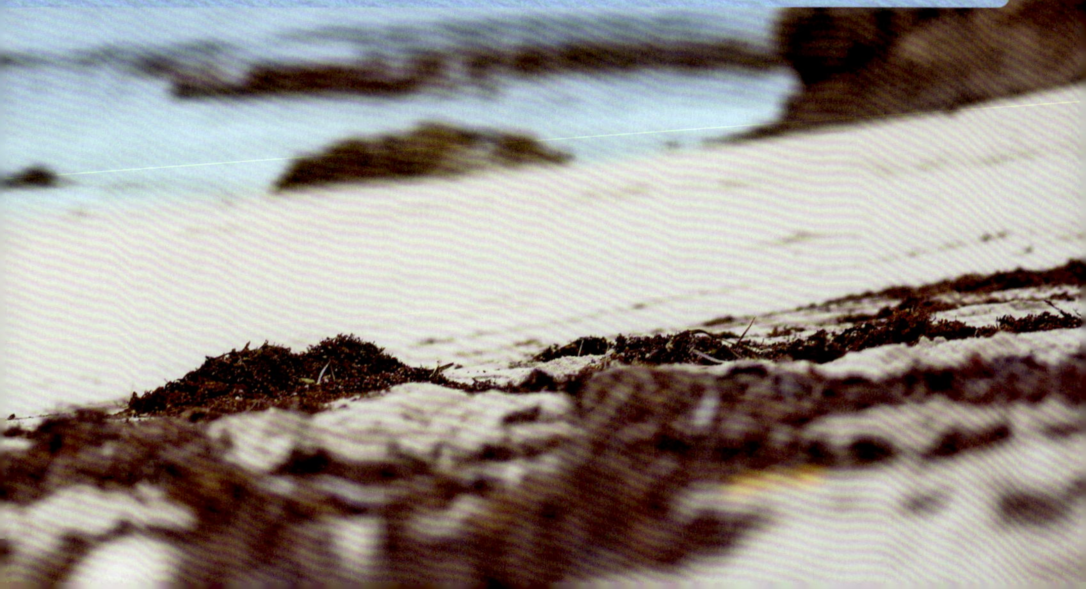

Experteninterview Körper und Druck

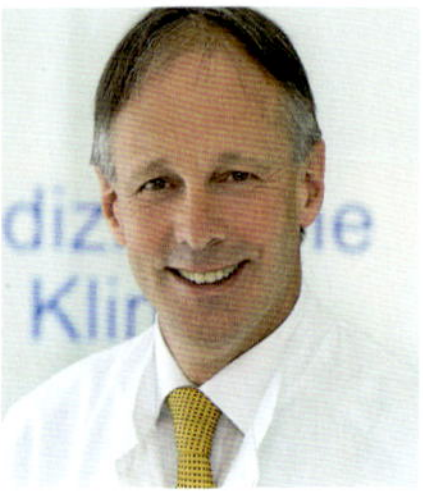

Prof. Dr. med.
Peter Trenkwalder

Interview mit Prof. Dr. med. Peter Trenkwalder

- Internist, Kardiologe
- Stellv. Vorstandsvorsitzender der Deutschen Hochdruckliga e.V. (DHL)
- Hypertension Specialist der Europäischen Hypertoniegesellschaft (ESH)
- Fachgutachter der Bayerischen Landes-Ärztekammer für Innere Medizin
- Chefarzt der Medizinischen Klinik am Klinikum Starnberg

„Ab 30 sollte jeder seinen Blutdruck kennen"

Wie definieren Sie Bluthochdruck?

Liegt der Blutdruck eines Patienten zum Beispiel zwischen 130/85 mmHg und 139/89 mmHg, so gilt das als hoch normal. Das heißt, er ist zwar ein wenig zu hoch, aber liegt noch im Normalbereich. Erst ab einem Wert um 140/90 mmHg sprechen wir von Hypertonie. Nach dieser Definition haben wir in Deutschland aktuell 32 Prozent Hypertoniker im Alter von 18 bis 85 Jahren. Nach der Bluthochdruck-Definition der amerikanischen Guidelines, die bereits ab einem systolischen Wert ab 130 von Hochdruck sprechen, hätten wir allerdings 45 Prozent Betroffene. Aus meiner Sicht kann an so einer Definition etwas nicht stimmen, wenn man damit die Hälfte der Bevölkerung zu Kranken „abstempelt".

Unterschätzen wir das Risikopotenzial?

Hypertonie ist keine Krankheit, bei der wir von heute auf morgen tot umfallen, natürlich jedoch ein langfristiger Risikofaktor für etwa Arteriosklerose, Gefäßrupturen, Erkrankungen der Herzkranzgefäße, Schlaganfall, Demenz oder Nierenversagen. Heute sind aber immerhin 51 Prozent der Bluthochdruckpatienten gut eingestellt, im Jahr 2000 waren das nur 23 Prozent …

Aber es gibt damit auch immer noch 49 Prozent, die nicht ausreichend gut eingestellt sind.
Das stimmt. Viele Menschen laufen mit eindeutig zu hohen Werten herum. Drei Faktoren spielen meines Erachtens dabei eine Rolle: das Interesse und die Mitarbeit des Patienten – die Compliance –, ökonomische Aspekte bei der Behandlung und auch die Motivation oder fehlende Motivation unsererseits als Ärzte. Das muss man ganz klar so sagen.

!

„Viele Menschen laufen mit eindeutig zu hohen Werten herum."

Hm, auf der Patientenseite ist es schon einmal Tatsache, dass mehr Frauen als Männer zur Vorsorge gehen.
So ist auch das Bild bei Bluthochdruck. Wir müssen vor allem Männer in den mittleren Lebensjahren zwischen 25 und 60 für eine individuelle Therapie motivieren. In der Regel sehen Männer ihren Hausarzt höchstens einmal im Jahr, wenn überhaupt, weil sie sich einen grippalen Infekt oder Ähnliches zugezogen haben. Dann wird aber nicht automatisch auch der Blutdruck gemessen. Mein Anliegen ist unterm Strich, dass jeder – ob Mann oder Frau – ab 30 Jahren seinen Blutdruck kennen sollte. Nur so können wir langfristig die Situation wirklich verbessern.

Sie meinen, damit der richtige Patient die richtige Behandlungsempfehlung und das richtige Medikament zur richtigen Zeit bekommt …
Und das ist nach den neuen Leitlinien heute eine individuell höher oder niedriger dosierte Kombinationstherapie als Fixkombination. Das bedeutet zwei oder drei Wirkstoffe in einer Tablette. Fixkombinationen sind vergleichsweise etwas teurer als entspre-

chende Generika in Form mehrerer Einzelpräparate. An dieser Stellschraube beginnt das Problem für den niedergelassenen Arzt, der mit Verschreiben der Fixkombination als bessere Therapieoption oft Gefahr läuft, sein Budget zu überschreiten. Das ist das ökonomische Kriterium, warum wir nicht ausreichend gut eingestellte Patienten haben.

Heißt das, wir geben uns mit einer durchschnittlichen Behandlung zufrieden?
In gewisser Hinsicht schon. Der Patient muss informiert und motiviert sein, notwendige Medikamente auch regelmäßig einzunehmen. Unsere Gesundheitspolitik muss die besten Medikamente aber auch erstatten. Und auch die Ärzte müssen tätig werden. Viel zu oft wird akzeptiert, dass jemand mit einem Blutdruck von beispielsweise 150 zu 90 mmHg herumläuft. Der Patient hat keine Beschwerden, also bekommt er zunächst keine weitere Behandlung. So gibt es durchaus eine gewisse Untätigkeit, für die beide Seiten – Patienten und Ärzte – gleichermaßen sensibilisiert werden müssen. Und jeder Patient sollte individuell behandelt werden, damit sein Blutdruck den individuellen Zielkorridor auch erreichen kann. Der liegt in der Regel für ansonsten gesunde Erwachsene über 120, aber unter 130 mmHg. Natürlich ist 150 zu 90 mmHg besser als 180 zu 100 mmHg, aber eben noch lange nicht gut genug.

> !
> „Die Mitarbeit des Einzelnen ist Voraussetzung für den Behandlungserfolg."

Könnte künftig beispielsweise die Telemedizin zumindest einen Teil dieser Probleme lösen?
In Zukunft verspreche ich mir durchaus, gerade bei chronischen Krankheiten wie Hypertonie, Fortschritte durch die Telemedizin. Allerdings ist auch hier die Mitarbeit des Einzelnen Voraussetzung für den Behandlungserfolg. Es wird immer jene geben, die sich akribisch darum kümmern, ihre Daten zu Hause zu erfassen und an ihren Arzt zu übermitteln. Andere tun es auch bei bester

technischer Voraussetzung nicht. Wie alle Modelle auf freiwilliger Basis nimmt also auch die Telemedizin bereits im Vorfeld eine Selektion vor. Auf der anderen Seite müssen auch die Ärzte in den Praxen und Kliniken zeitlich sowie budgetär in der Lage sein, empfangene Patientendaten auswerten und bearbeiten zu können. Es bleibt also in den nächsten Jahren noch einiges zu tun.

„Bewegung ist so wirksam wie eine Tablette"

Das gilt sicherlich auch mit Blick auf den Lebensstil. Und den hat ja jeder von uns selbst in der Hand. Bei wem sind Allgemeinmaßnahmen besonders erfolgversprechend?
Wenn jemand sozusagen auf der Kippe steht, sich eigentlich gesund fühlt, aber etwas erhöhten Blutdruck hat. Kernfragen sind: Bewegt sich dieser Patient zu wenig, ist er übergewichtig, wie ernährt er sich? Jemand, der berufsbedingt etwa auf Fast Food oder auf Kantinen angewiesen ist, nimmt zwangsläufig zu viel Fett und Kohlenhydrate auf und auch zu viel Kochsalz. Auch Entspannung beziehungsweise Stressabbau ist wichtig. All diese Lebensstil-Interventionen können bei leicht erhöhtem Blutdruck dazu beitragen, dass wieder normale Werte erreicht werden.

Und wenn jemand schon Medikamente einnimmt – kann der über den Lebensstil wieder davon wegkommen oder zumindest eine Reduktion der Dosis erzielen?
Der Lebensstil ist immer wichtig, auch bei mittelschwerem und schwerem Bluthochdruck mit Werten um 180 mmHg. Ich erkläre es meinen Patienten so, dass sie über ihren Lebensstil eine Tablette einsparen können – vor allem durch Bewegung. Auch eine relativ einfache Umstellung der Ernährung hat Einfluss. Erstaunlich wirksam ist ein Speiseplan, der viel Gemüse, Vollkornprodukte, Nüsse und Obst vorsieht. Fisch und helles Fleisch hin und

!

„Oft ist bei Menschen mit erhöhtem Blutdruck der Kohlenhydratanteil einfach deutlich zu hoch."

wieder. Oft ist bei Menschen mit erhöhtem Blutdruck der Kohlenhydratanteil einfach deutlich zu hoch.

Wobei die meisten Patienten je nach Situation erst einmal Hilfestellung beziehungsweise fundiertes Wissen benötigen, wie sie sich ausgewogener ernähren können. Und das Verständnis, warum die Zubereitung mit Pflanzenfett mit einem hohen Anteil an ungesättigten Fettsäuren, wie zum Beispiel Rapsöl oder Olivenöl, gesundheitsfördernd ist und so weiter.

Bei der Ernährung ist die Qualität entscheidend. Wenn die stimmt, führt das auch zu einem höheren Kaliumanteil und einer besseren Versorgung mit weiteren wichtigen Vitalstoffen. Davon profitieren unterm Strich natürlich auch die Blutfette. Das sind alles nur wenige Beispiele. Aber so oder so zeigt die Realität, dass es vielen an Motivation mangelt, überhaupt selbst aktiv werden zu wollen.

Ist uns unsere Gesundheit zu wenig wert?

Ich denke, es hat viel damit zu tun, dass wir leider in einer sehr stressigen Zeit leben. Das Alltagspensum lässt vielen Menschen kaum Freizeit, und da fällt oft so etwas wie die regelmäßige körperliche Bewegung hinten runter. Untersuchungen in Österreich haben gezeigt, dass von den Patienten, die mit einer Lebensstil-Veränderung durchstarten, nach einem Jahr in der Regel nur noch 10 Prozent dabei sind. Bei 90 Prozent schleichen sich innerhalb von zwölf Monaten die alten, eher gesundheitsschädigenden Gewohnheiten wieder ein. Oft stressbedingt.

Vielleicht wollen wir auch hinsichtlich unserer Gesundheit und Fitness zu schnell zu viel. Alles auf einmal umkrempeln zu wollen – die Ernährung, das Bewegungsprogramm, das Stress- und Schlafmanagement – führt zwangsläufig zu noch mehr Stress. Man könnte einen Weg der kleinen Schritte vereinbaren …

Genau das ist es. Ich habe zum Beispiel für mich selbst einen vorsorglichen Weg der kleinen Schritte gefunden. Ich arbeite hier bei uns an der Klinik in drei unterschiedlichen Gebäuden. Für meine tägliche Bewegung verzichte ich auf den Aufzug und komme so am Tag auf etwa 20 Stockwerke, die ich rauf und runter laufe. Natürlich kostet es mehr Kraft, als im Lift die Etagen rauf und runter zu schweben. Aber wenn man sich einmal umgewöhnt hat, sind es Kleinigkeiten, mit denen man bereits viel erreichen kann. Das kann auch das Fahrrad statt dem Auto für kleinere Einkäufe sein und so weiter.

Würden Sie sagen, dass Bewegung die wichtigste Stellschraube beim Lebensstil ist?

Ich würde immer mit körperlicher Aktivität beginnen beziehungsweise damit, diese wieder in den Alltag einfließen zu lassen, ja. Wir wissen heute, dass sogar jemand, der mäßig übergewichtig ist mit einem Body-Mass-Index beispielsweise zwischen 26 und 28, dafür aber körperlich fit und von guter Ausdauer, eine viel bessere Prognose auch für seinen Blutdruck hat als jemand, der zwar normalgewichtig ist, aber eben untrainiert.

!

„Ich würde immer mit körperlicher Aktivität beginnen."

Wie deutlich fällt die Blutdruck-Senkung durch Bewegung aus?

Wer sich drei- bis fünfmal in der Woche 30 bis 45 Minuten bewegt – sodass der Puls deutlich über 120 liegt –, der wird auch einen Effekt auf den Blutdruck sehen. Zunächst wird durch die körperliche Aktivität der Blutdruck kurzfristig gesteigert. Den niedrigsten Blutdruck messen Sie dann, wenn Sie gerade mit dem Sport fertig sind. Und je regelmäßiger Sie Sport machen, desto mehr wird langfristig durch das körperliche Training der Blutdruck in Ruhe, aber auch unter Belastung gesenkt. Weil die Vagotonie gefördert wird. Das bedeutet eine Verschiebung des vegetativen Gleichgewichts insgesamt zugunsten des Parasympathikus und des Vagusnerven, der als unser Erholungsnerv bekannt ist und großen Einfluss auf das Wohlbefinden hat. Auch im Schlaf, beispielsweise durch Beruhigung des Herz-Kreislauf-Systems und eine Absenkung der Herzfrequenz. Neben dieser sinnvollen Anpassung des Herzens ist Bewegung aber auch einer Gewichtsreduktion zuträglich. Ein weiterer positiver Effekt ist wohl auch dem Schwitzen beim Sport zuzuschreiben. Alles in allem kann das nach meiner Erfahrung innerhalb von vier bis sechs Wochen 10 mmHg systolisch und fünf mmHg diastolisch ausmachen – das entspricht wie gesagt durchschnittlich einer Tablette.

Wobei die Art der Bewegung noch zu definieren ist. Ein normaler Spaziergang gehört nicht dazu – oder?

Optimal ist regelmäßiger Ausdauersport wie Laufen, Radfahren, Rudern, Schwimmen und vor allem Nordic Walking, weil durch den Stockeinsatz der ganze Körper in Bewegung kommt. Auch die Kombination mit einem milden Kraft-, also Fitnesstraining ist gut. Es gibt darüber hinaus durchaus positive Ausnahmen, die zeigen, dass Bewegung auch ohne ins Schwitzen zu kommen etwas bringen kann. Ich habe eine rüstige Patientin mit über 80 Jahren, die täglich mit ihrem Hund eine Stunde zügig spazieren geht. Und die hält sich auf diese Weise fit. Man muss also nicht unbedingt joggen. Wer bislang eher nicht oder nur wenig aktiv war, sollte moderat starten. Mit der Zeit darf es dann etwas herausfordernder sein. So, dass man aus der Puste kommt.

Viele, die sich nicht aufraffen, berufen sich auf schlechte Gene. Ist da etwas dran oder ist das eine willkommene Flucht in Ausreden?
Monogenetische Formen der Hypertonie, die durch eine singuläre Mutation nur eines Gens erklärbar sind, sind sehr selten. Darüber hinaus ist Hochdruck aber durchaus als polygenetisch einzustufen. Das heißt, etwa zwei Drittel haben tatsächlich auch eine genetische Komponente, die zumeist durch eine Vielzahl an Erbfaktoren bestimmt wird. Letztlich können wir die Frage, wie viele Gene hier eine Rolle spielen, noch gar nicht beantworten. Klar ist: Wenn Sie einen jungen Menschen nehmen, bei dem beide Elternteile Hypertoniker sind, beträgt die Wahrscheinlichkeit, dass dieser Mensch ebenfalls im Laufe seines Lebens einen Hochdruck entwickelt, etwa 70 Prozent.

> „Durch den Lebensstil können die Gefäße auch bei einer Veranlagung zu Bluthochdruck enorm viel krankheitsfreie Zeit gewinnen."

Das muss aber nicht zwingend passieren?
Hier kommt wieder der Lebensstil ins Spiel. Wenn ein Kind zum Beispiel schon mit 15 Jahren übergewichtig ist und keinen Sport betreibt und mit 25 Jahren bei einem Body-Mass-Index von 35 angekommen ist, dann wird dieser Mensch seinen Hochdruck womöglich schon mit 30 Jahren entwickeln. Ist er dagegen schlank, bewegt sich viel und pflegt einen insgesamt gesunden Lebensstil, wird sich der Hochdruck vielleicht erst mit 60 oder 65 Jahren oder später entwickeln. Durch den Lebensstil können die Gefäße auch bei einer Veranlagung zu Bluthochdruck enorm viel krankheitsfreie Zeit gewinnen. Und das zahlt sich im Alter natürlich aus.

Bleibt wohl nur ein Fazit: Raus aus der Komfortzone.
Wir befinden uns wahrhaftig in einer absoluten Komfortzone. Die Lebenserwartung im Jahr 1900 lag bei 60 Jahren. Inzwischen sind wir bei Ende 70 bei den Männern und bei den Frauen bei Mitte 80 Jahren. Wir können sehr viel über den Lebensstil beeinflussen und diese Tatsache sollten wir auch nutzen. Es ist beim

Bluthochdruck nicht anders als beim Diabetes vom Typ 2. Wenn Sie normales Körpergewicht haben und halten, dann werden Sie Ihren Diabetes lange hinauszögern können. Sobald Sie übergewichtig sind, werden Sie ihn um 10 bis 15 Jahre vorziehen. Leider sehen wir heute ja bereits 18-Jährige mit einem Diabetes vom Typ 2. Vor allem wenn der BMI über 30 geht – in den Bereich der Adipositas –, ist das Risiko sehr groß. Auch für Bluthochdruck.

Die entscheidende Frage, die wir uns also alle stellen sollten, ist demzufolge, wie wir 80, 85 Jahre und älter werden wollen – gesund, ohne Schlaganfall und Herzinfarkt ...

Und dann muss ich auch etwas dafür tun. Allgemeinmaßnahmen, allen voran ausreichend Bewegung im Alltag, sind die beste Prävention überhaupt, einen Bluthochdruck zu vermeiden.

Vielen Dank, Herr Prof. Trenkwalder, für das hintergründige und motivierende Gespräch.

(Das Interview führte Pepe Peschel. Es wurde redaktionell bearbeitet und gekürzt.)

Fit und aktiv

Mit Bewegung viel bewegen

Deutsche sind die dicksten Europäer

Eine traurige Bilanz vorweg: Inzwischen leben im europäischen Vergleich in Deutschland die meisten Menschen mit Übergewicht (BMI 25 und höher): 54 Prozent der Erwachsenen sind davon betroffen, Männer mit gut 43 Prozent häufiger als Frauen (28,8 Prozent). Hinzu kommen bei beiden Geschlechtern rund 18 Prozent Erwachsene mit Adipositas, der krankhaften Fettleibigkeit (BMI 30 und höher). Von Bluthochdruck sind insgesamt 61 Prozent aller Übergewichtigen und 75 Prozent jener mit Fettsucht (Adipositas) betroffen – dagegen nur 34 Prozent der Normalgewichtigen. Neben dem Ausmaß des Übergewichts als solches in Anlehnung an den Body-Mass-Index (BMI, siehe folgende Seite) spielt für das metabolische und kardiovaskuläre Gesundheitsrisiko insbesondere auch die Verteilung des Körperfetts eine Rolle: Ist ein Großteil der Fettmasse nicht nur im Unterhautfettgewebe, sondern auch innerhalb der Bauchhöhle zu finden (Viszeralfett), können die gesundheitlichen Folgen umso schwerwiegender sein.

!

Hoher Blutdruck ist ein Bindeglied zwischen einem ungesunden Lebensstil und einem erhöhten Sterblichkeitsrisiko!

Zwei mmHg weniger pro Kilogramm Gewichtsverlust

Wie sieht es bei dir auf der Waage aus? Mit jedem Kilogramm Körpergewicht, das du reduzierst, kannst du deinen Blutdruck systolisch um ein bis zwei mmHg senken. Bei 10 Kilogramm Gewichtsabnahme sind das schon bis zu 20 mmHg. Diese Wirkung fällt umso deutlicher aus, mit je mehr anderen Maßnahmen du das Abnehmen kombinierst, wie zum Beispiel Ernährungsumstellung und Stressabbau.

Körper-Masse-Index/Body-Mass-Index (BMI)

	BMI	RISIKO FÜR FOLGE-ERKRANKUNGEN
Untergewicht	$< 18{,}5$	erhöht (vor allem bei Frauen, älteren und kranken Menschen)
Normalgewicht	18,5 bis 24,9	durchschnittlich
Übergewicht (Präadipositas)	25 bis 29,9	gering erhöht
Adipositas Grad 1	30 bis 34,9	deutlich erhöht
Adipositas Grad 2	35 bis 39,9	hoch
Adipositas Grad 3	≥ 40	sehr hoch

So berechnest du deinen BMI
Teile dein Körpergewicht durch deine Körpergröße zum Quadrat.
Beispiel: Du bist 1,70 Meter groß und wiegst 71 Kilo.
$71 : 1{,}70^2 = 71 : 2{,}89 =$ **24,57 BMI** = normalgewichtig

Nach Definition der Weltgesundheitsorganisation (WHO) liegt Übergewicht ab einem BMI von 25 vor, Adipositas – die Fettleibigkeit – ab BMI 30. Sie ist von Seiten der WHO als eigenständige Krankheit anerkannt und stellt eine „noch nie dagewesene gesundheitspolitische Herausforderung für die Europäische Region“ dar. Wenngleich die Adipositas von vielen nationalen Institutionen als Krankheit gesehen wird, ist sie im deutschen Gesundheitssystem bislang nicht als solche anerkannt.

!

Wichtiger als der BMI ist die Verteilung des Körperfetts: Bauchfett (Viszeralfett) gilt als besonders gefährlich.

Stilles Risiko Bauchfett

Normalerweise sind etwa 70 bis 80 Prozent unseres weißen Fettgewebes unter der Haut (subkutan) gespeichert, es wird daher Unterhautfettgewebe genannt. Etwa 20 Prozent des weißen Fettgewebes finden sich in der Bauchhöhle – dort wird es Viszeralfett oder intraabdominales Fett genannt. Kippt diese Verteilung zugunsten deutlich wachsender Bauchfett-Einlagerungen, kann dies das Risiko für zum Beispiel metabolische Störungen, Diabetes oder eine Fettleber erhöhen. Du musst dir das so vorstellen: Dein Unterhautfett ist eher passiv, das Bauchfett aber hoch aktiv. Es gehört zu den größten endokrinen Drüsen in deinem Körper und produziert bis zu 600 Boten- und Signalstoffe. So kann es unter anderem stille Entzündungsprozesse (silent inflammations) provozieren, die langfristig praktisch alle Körperfunktionen stören, aber auch direkt deinen Blutdruck erhöhen können. Je länger das Viszeralfett also besteht beziehungsweise weiter zunimmt, desto mehr belastet es deinen Stoffwechsel. Die gute Nachricht: Weil das Bauchfett so stoffwechselaktiv ist, werden durch eine Veränderung des Lebensstils diese Depots als erstes geknackt. Das heißt, wenn du übergewichtig bist und beginnst abzunehmen, reduzierst du vor allem Viszeralfett und wirst in der Regel rasch Benefits für deine Gesundheit verbuchen können. Mit jedem Kilo weniger oder besser gesagt mit jedem Zentimeter weniger Bauchumfang reduzierst du das Risiko für Folgeerkrankungen, die mit zu viel Bauchfett in Verbindung stehen.

Du solltest deinen Bauchumfang reduzieren ...

... wenn dieser mehr als 80 cm beträgt (bei Frauen)
... wenn dieser mehr als 94 cm beträgt (bei Männern)
Den Bauchumfang misst du in Höhe des Bauchnabels, am besten morgens unbekleidet vor dem Spiegel. Ein nicht nur erhöhtes, sondern deutlich erhöhtes Gesundheitsrisiko, unter anderem für Gefäß- und Herzleiden, wie auch für Krebserkrankungen, Alzheimer-Demenz oder Asthma, besteht bei Frauen ab 88 Zentimetern, bei Männern ab 102 Zentimetern Bauchumfang.

So startest du durch mit 5-mal 30 Minuten

Wie sagte es schon Hippokrates: „Die Krankheiten befallen uns nicht aus heiterem Himmel, sondern entwickeln sich aus den täglichen kleinen Sünden wider die Natur. Wenn diese sich gehäuft haben, brechen sie scheinbar auf einmal hervor." Bewegung soll für den wohl berühmtesten Arzt der Antike unabdingbar zur Gesundheitsvorsorge gehört haben. Und bis heute belegen moderne Forschungen – in jüngerer Zeit zum Beispiel von Dr. David Joel Maron, Klinischer Direktor der Abteilung für Herz-Kreislauf-Medizin an der Stanford-Universität – den gesundheitsfördernden Effekt von regelmäßiger Bewegung. Quasi vollkommen konträr dazu bietet das tägliche Laufpensum der Deutschen mit durchschnittlich nur 500 bis 1.000 Schritten ein relativ müdes Bild. Zum Vergleich: Zu Beginn des 20. Jahrhunderts war der Mensch durchschnittlich auf einer knappen Halbmarathon-Distanz (entspricht 21,1 km) unterwegs. Jeden Tag – und natürlich zu Fuß. Heute sind mehr als 60 Prozent der Bevölkerung kaum körperlich aktiv, das Bewegungspensum liegt unter 2,5 Stunden pro Woche. Ohne Frage: Wir sitzen uns krank! Das ist kein Spaß. Ganz im Gegenteil: Wer sitzen bleibt, stirbt früher. Die Gesundheitsforschung zeigt, dass dagegen jemand, der jede Woche 500 bis 2.000 Kalorien zusätzlich durch Bewegung verbraucht, seine Sterblichkeit um 28 Prozent senkt, die Generation 70 plus senkt sie sogar um 37 Prozent.

> !
>
> Um Herz-Kreislauf-Erkrankungen vorzubeugen, raten Experten, sich wöchentlich mindestens 2,5 Stunden moderat körperlich zu bewegen. Gerne auch mehr.

Die Empfehlung, sich über die Woche verteilt mindestens fünfmal 30 Minuten zu bewegen, ist nicht nur hierzulande, sondern international von führenden Fachleuten anerkannt und geht auf das US-amerikanische Präventionszentrum „Center of Disease Control and Prevention" (CDC) zurück. Deine Atemfrequenz sollte dabei aber wirklich zunehmen beziehungsweise solltest du nach Möglichkeit ins Schwitzen geraten. „Man geht davon aus, dass Bewegung und Sport einen protektiven Effekt auf Erkrankungen wie Bluthochdruck, Herzinfarkt, Schlaganfall, metabolisches Syndrom und Diabetes mellitus sowie degenerative Erkrankungen bis hin zu Tumoren besitzen“, heißt es in den Nationalen Empfehlungen für Bewegung und Bewegungsförderung der Bundeszentrale für gesundheitliche Aufklärung (BZgA). „Gleichzeitig haben körperliche Aktivität und der Ausbau motorischer Fähigkeiten positive Effekte auf die Funktion des menschlichen Gehirns.“

Mobil durch den Berufsalltag

In Betrieben und Behörden sind die Deutschen zu 92 Prozent der Meinung, dass sie sich ausreichend bewegen. Nur auf 40 Prozent trifft das aber tatsächlich zu. Das Ergebnis des Gesundheitschecks der Stiftung Deutsche Schlaganfall-Hilfe mit 2.081 freiwilligen Teilnehmern (Durchschnittsalter 50 Jahre) zeigt, dass wir in Sachen gesundheitliche Aufklärung noch lange nicht so weit sind, wie gedacht. Wer bereits kritische Werte bei Körpergewicht und Blutdruck aufwies, war teilweise dennoch überzeugt, körperlich aktiv genug zu sein.

Jeder Schritt zählt

Wenn du zu denen gehörst, die schon beim Wort Sport zusammenzucken und an schweißtreibendes Training denken, wird dich eine weitere Erkenntnis – ebenfalls nachzulesen in den Nationalen Empfehlungen – beruhigen: „Der größte gesundheitliche Nutzen entsteht bereits dann, wenn Personen, die gänzlich körperlich inaktiv waren, in geringem Umfang aktiv werden. Das heißt, jede zusätzliche Bewegung ist mit gesundheitlichem Nutzen verbunden. Jeder auch noch so kleine Schritt weg vom Bewegungsmangel ist wichtig und fördert die Gesundheit.“ Auch lässt sich das Zeitfenster von mindestens 150 Minuten pro Woche in der Regel selbst bei einem stressigen Job und Alltagsleben in der persönlichen Routine unterbringen. Mach dir bitte bewusst, dass körperliche Fitness deine Mobilität insgesamt fördern wird. Und damit auch deine sozialen Kontakte sowie deine Teilhabe am gesellschaftlichen Leben. Wie wäre es zum Beispiel mit einem regelmäßigen Lauftreff mit Freunden und Bekannten? Fang am besten noch heute an!

Läuft bei dir!

Medizinische Leitlinien empfehlen **fünf- bis siebenmal pro Woche mindestens 30 Minuten** körperliche Ausdauerbelastung moderater Intensität, bei Gesunden **bis zu 300 Minuten** pro Woche. Moderat ist eine Belastung, wenn du dich dabei noch gut unterhalten kannst.

„Formel 3.000"

Freilich musst du deine persönliche Situation und deinen Trainingszustand berücksichtigen. Starte als Newcomer zum Beispiel mit 3.000 Schritten am Tag – das sind je nach Schrittlänge etwa

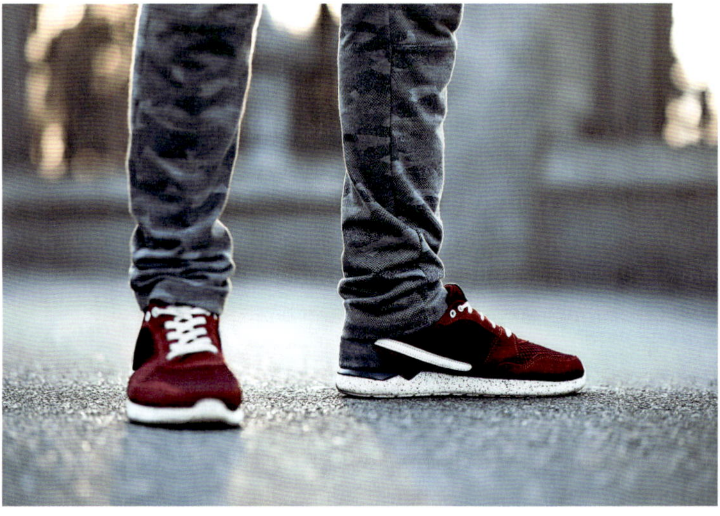

Besonders wenn du vorher nur wenig aktiv warst, profitierst du von jedem Schritt mehr, den du pro Tag gehst.

2,5 Kilometer Wegstrecke oder ein Zeitaufwand von etwa 30 Minuten. Schon diese 3.000 Schritte mehr können deinen Cholesterinspiegel verbessern und das Risiko für eine Arteriosklerose reduzieren, wie eine Untersuchung des Zentrums für Gesundheit (ZfG) der Deutschen Sporthochschule Köln ergab.

!

Setze dir dein individuelles Schritte-Ziel pro Tag – und passe es regelmäßig an.

„Formel 7.000"

All jenen, für die Gehen kein Problem ist, empfiehlt die Deutsche Herzstiftung e.V., sich ein Ziel von 7.000 Schritten am Tag zu setzen. Hier zählen auch nicht motorisierte Einkaufswege, Behördengänge, Wege zur Arbeitsstelle und so weiter. Umgerechnet können so per pedes täglich 70 bis 75 Minuten zusammenkommen, bei denen du bitte so flott wie möglich gehen solltest. Du sollst also nicht schlendern, sondern so wirken, als ob du es wahnsinnig eilig hättest. Wer geübter ist, fügt Zeiten ein, in denen er joggt oder – wie auch von Prof. Trenkwalder empfohlen (siehe Seite 44) – in denen mit Nordic-Walking-Stöcken die Intensität erhöht wird.

Schrittzähler beflügeln

Ein Schrittzähler oder Fitnesstracker kann dich beflügeln und motivieren. Er besteht aus robustem Kunststoff und ist nicht größer als eine Streichholzschachtel. Die handlichen Geräte lassen sich am Gürtel oder an einer Kette tragen. Alternativ gibt es eine Fülle von Aktivitätsmessern im Handel, die du einfach wie eine Armbanduhr anlegst. Da Schrittzähler dir quasi 1:1 deine Fortschritte anzeigen, steigt durch sie nachweislich der Spaß am Gehen. Eine Studie mit 50 Teilnehmern zeigte, dass sie durch den Schrittzähler so gut motiviert waren, dass sie in der zweiten Trainingswoche bereits 1.844 Schritte mehr pro Tag gingen.

7 wichtige Trainingstipps für Läufer

1. Maßvoll starten

Bei Einsteigern muss sich der Körper zunächst an die Belastung der Bewegung beim Nordic Walking, Wandern oder Joggen gewöhnen. Dies gilt auch dann, wenn du über die Wintermonate oder aus anderen Gründen eine längere Pause eingelegt hast.

2. Vor dem Laufen aufwärmen

Dass ein Kaltstart beim Auto bedenklich ist, wird kaum jemand anzweifeln. Beim eigenen Körper denken die wenigsten daran, langsam zu starten. Vor dem Training empfiehlt sich eine Aufwärmphase von etwa 10 Minuten, in der du dich lockerst und Atemübungen machst. Danach folgt für 15 bis 30 Minuten die Belastungs- beziehungsweise Ausdauerphase.

3. Überanstrengung vermeiden

Bei großer Hitze (über 28 Grad Celsius), großer Kälte (unter –10 Grad Celsius) und sehr hoher Luftfeuchtigkeit (über 80 bis 85 Prozent) solltest du nicht zu intensiv trainieren. Auch nach einem erheblichen Schlafdefizit oder wenn deine Muskeln, Sehnen oder Gelenke schmerzen oder du ungewohnt keuchen musst, solltest du das Training besser ausfallen lassen.

> !
>
> Alle Tipps gelten in angepasster Form natürlich auch für Radler, Schwimmer beziehungsweise für alle anderen Ausdauersportarten.

4. Auf körperliche Signale hören

Hattest du schon einmal Seitenstechen? Das kommt meistens durch ein zu hohes Anfangstempo. Schmerz ist immer ein verlässliches Warnsignal dafür, dass etwas nicht stimmt. Laufe bitte niemals aus falschem Ehrgeiz gegen Schmerzen an!

5. Optimales Schuhwerk tragen

Deine Laufschuhe sollten grundsätzlich ausreichend Platz bieten, da beim Sport der Fuß länger wird und Raum für abrupte Stopps oder Drehungen braucht. Bei zunehmender Trainingsintensität solltest du am besten zwei Paar Schuhe im Wechsel tragen.

6. Ausrüstung anpassen

Trage spezielle Funktionskleidung (auch funktionelle Unterwäsche, Socken), je nach Witterung in Schichten (Zwiebelprinzip). Bei Training in den Abendstunden gegebenenfalls eine läufergerechte Stirnlampe und Reflektoren benutzen.

7. Ausklingen lassen

Nach dem Training nimmst du dir bitte 10 Minuten Zeit für die Ausklingphase mit Atem- und Dehnübungen, die nach dem Laufen die Durchblutung fördern und Verkürzungen der Muskulatur sowie Überlastung der Sehnen vorbeugen. Schüttele deine Arme und Beine gut aus.

So gut tut Dranbleiben

Fließeigenschaften des Blutes verbessern

„Sich regen, bringt Segen." Ja, ich weiß, was du denkst. Das sind doch olle Kamellen. In diesem Fall ist aber wirklich etwas dran. Schon der deutsche Biologe Wilhelm Roux (1850 bis 1924), der sich mit den Anpassungsvorgängen unserer Organe und Gewebe beschäftigte, beschrieb, dass für optimale Organfunktionen Mindestreize notwendig sind. Es ist wie bei deinem Auto. Steht es nur rum, wird es nach ein paar Wochen einfach nicht mehr anspringen. Kurzes Stottern, Ende. Ich weiß, wovon ich rede. Ich lebe in München und bin Fan der öffentlichen Verkehrsmittel, da passiert mir das oft. Die Maschine will bewegt werden. Und dein Motor auch! Du erinnerst dich: 60-mal und mehr von München nach Hamburg und zurück – das ist die Länge deines Gefäßsystems. Wenn das nur rumliegt, verheißt das nichts Gutes für die Fließeigenschaften deines Blutes. Bewegst du dich hingegen regelmäßig, passt sich dein Körper durch ein höheres Blutvolumen daran an. Sprich, dein Blut kann wieder leichter seine endlosen Wege zurücklegen, was wiederum das Risiko unter anderem für Thrombosen verringert.

> **!**
> Einsatz, der sich lohnt: Der Trainingseffekt stellt sich in der Regel innerhalb von vier Wochen ein.

Ausdauer erhöhen

Bist und bleibst du untrainiert, arbeitet dein Herz zwangsläufig unökonomischer. Es muss sich abmühen und häufiger schlagen als ein trainiertes Herz, um die gleiche Menge Blut durch den Organismus zu transportieren. Kommst du also nicht in Bewegung, machst du es deinem Herzen unnötig schwer. Regelmäßiges Ausdauertraining stärkt deinen Herzmuskel und lässt deinen Motor wieder ökonomischer arbeiten. Dein Puls sinkt, parallel steigt die Herzleistung um rund 20 Prozent. Alles in allem können größere Mengen sauerstoffreiches Blut durch deinen Organismus befördert, deine Organe besser versorgt werden. Und das übrigens schon beim erwähnten Basisprogramm mit etwa fünfmal wöchentlich 30 bis 45 Minuten Bewegung.

Medikamentendosis reduzieren

Empfindungen wie Schwindel oder ein Gefühl von „Watte im Kopf" sind charakteristisch dafür, wenn sowohl Medikamente als auch ein körperliches Training den Blutdruck senken. Umso wichtiger ist es, **deine Werte regelmäßig zu kontrollieren** und dich engmaschig mit deinem Arzt abzustimmen! Je nach Schweregrad ist es möglich, von Blutdruckmedikamenten auch wieder wegzukommen oder die Dosis zu reduzieren.

Kalorienverbrauch steigern

Wird durch Bewegung die physikalische Spannung deiner Muskelfasern erhöht, wird auch der Glukosetransport in die Körperzellen gesteigert. Denn sobald deine Muskeln arbeiten, brauchen sie Futter – der Blutzucker sinkt. Studien zufolge ist dieser Mechanismus nach etwa 20 bis 30 Minuten Bewegung zu beobachten. Ergänzend kommt es zu einer gesteigerten Aktivität von Enzymen des Energiestoffwechsels. Dieser verbesserte Stoffwechsel und ein höherer Kalorienverbrauch schlagen sich last but not least positiv auf der Waage nieder. Und: Über je mehr trainierte Muskulatur du verfügst, desto höher ist dein Grundumsatz. Das heißt, du verbrennst bereits auf der Couch mehr Kalorien als jemand, der kaum oder gar nicht trainiert ist.

Stresshormone abbauen

Es gibt noch einen weiteren positiven Effekt: Ausdauersport reduziert die Ausschüttung von Stresshormonen. Diese Hormone (Katecholamine) können die Gefäße verengen und auf diese Weise den Blutdruck in die Höhe treiben. Und nicht nur das. Zu viele Stresshormone schädigen auch deine Nervenzellen und dein Gehirn. Regelmäßige Bewegung sorgt dagegen für ein insgesamt niedrigeres Erregungsniveau. Sprich, im Alltag wirst du langfristig stressresistenter und lässt dich nicht mehr bei jeder Kleinigkeit aus der Ruhe bringen. Ganz davon abgesehen, dass du auch deinem Bewegungsapparat mit körperlicher Aktivität neue Flexibilität verleihst: Muskeln und Gelenke werden kräftiger, geschmeidiger und lockerer. Sie können ihr Zusammenspiel verfeinern, was wiederum deine Knochendichte unterstützt. Lauter Effekte, die ein Stück Sicherheit zurückgeben können. Etwa die Fähigkeiten, zu koordinieren oder im Gleichgewicht zu bleiben und Stürzen vorzubeugen. Ist das nicht einfach nur toll?

!

Regelmäßige Bewegung macht dich beweglich, entspannt, macht schlank und lässt dich gut schlafen.

Klarheit gewinnen

Nicht zu unterschätzen ist, dass sich mit der Aktivität auch ein neues Körperbewusstsein einstellt. Du wirst automatisch wieder sensibler für die Sprache deines Körpers. Andere Menschen deines Umfeldes werden das an deiner verbesserten Körperhaltung bemerken. Du wirst auch an innerer Klarheit gewinnen und dies richtet dich im wahren Wortsinne auf, stärkt dein Selbstbewusstsein, sorgt für ein höheres Konzentrationsvermögen und vor allem für pure Lebensfreude. Werden doch in der permanenten Vorwärtsbewegung unzählige Endorphine, unsere Glückshormone, ausgeschüttet. Davon profitieren deine körperliche und seelische Gesundheit und du kannst auch besser schlafen.

Gut geeignete Sportarten

Mit mittlerer Kraft

Bei bestehendem Bluthochdruck ohne Organschäden und medikamentös gut eingestellt, darf laut Deutscher Hochdruckliga im Prinzip jede Sportart betrieben werden. Empfohlen werden Kombinationen aus Ausdauertraining und einer moderaten dynamischen Kräftigung. Ungeeignet sind kurzfristige Spitzenbelastungen wie sie beim Squash oder bei Kampf- bzw. intensiven Kraftsportarten entstehen.

Beispiele für bei Bluthochdruck geeignete Sportarten

Ausdauertraining mit geringem bis mittlerem Krafteinsatz

Joggen, Walken, Nordic Walking, Wandern, Cross-Trainer, Radfahren, Fahrrad-Heimtrainer, Skilanglauf in der Ebene, Schwimmen, Wanderrudern, Paddeln etc.

Sanfte asiatische Bewegungsformen

Yoga, Tai-Chi, Qigong, Aikido etc.

Nur nach ärztlicher Rücksprache!

Fußball, Handball, Basketball, Volleyball, Tennis, Tischtennis, Badminton, Squash, Golf, Bergsteigen, Surfen, Reiten, alpiner Abfahrtslauf

Pressatmung vermeiden

Sehr intensive Belastungen, bei denen es zu einer Pressatmung kommt, müssen vermieden werden, weil darauf Blutdruck-Sprünge und eine enorme Belastung für Gefäße und Herz folgen. Diese Form der Atmung nutzen vor allem Sportler, die Kraftanstrengungen im Maximalbereich absolvieren wollen, wie beim Bodybuilding. Die Luft wird angehalten und gegen den damit verbundenen Schluss des Kehlkopfes quasi mit aller Kraft angepresst. Das Resultat ist ein Überdruck in der Lunge. Der Pressdruck ermöglicht durch Stabilisierung des Brustkorbes dem Sportler zwar die höhere Kraftanstrengung – bedeutet für den Blutdruck aber eine dramatische Berg-und-Tal-Fahrt.

Nordic Walking

Als ideales Ganzkörper-Training in der freien Natur hat sich Nordic Walking bewährt, das nicht nur deine Beine, sondern bei korrekter Technik auch deinen Schultergürtel kräftigt und für eine gute Haltung sorgt. Beliebt ist die Methode nicht zuletzt, weil die Gelenke geschont werden. Ursprünglich wurde Nordic Walking für das Sommertraining von Spitzen-Langläufern entwickelt. Es hat den Vorteil, dass sich die Intensität eines Trainings individuell steigern lässt. Wenn du Anfänger bist, solltest du dich in die richtige Technik einweisen lassen, bevor du startest. Denn nur wenn der Bewegungsablauf stimmt, wird die Muskulatur des gesamten Schultergürtels und der Arme durch den Stockeinsatz nicht nur mit gekräftigt, sondern gleichzeitig gelockert und gedehnt. Wer's richtig macht, bei dem schwingen Arme und Beine stets entgegengesetzt. Der Stockeinsatz sollte dabei nicht zu steil von oben kommen. Beim Fuß wird zunächst die Ferse aufgesetzt, dann über die Sohle abgerollt und nach vorne abgestoßen. Die Stöcke bleiben während der gesamten Bewegung nah am Körper parallel zur Laufrichtung, wobei Ober- und Unterarme einen Winkel von etwas größer als 90 Grad bilden. Grundsätzlich ist Nordic Walking für jedermann geeignet. Als Anfänger startest du mit 30 Minuten und trainierst idealerweise mindestens jeden zweiten Tag.

!

Es gibt vielerorts Angebote, Nordic Walking zu lernen und in der Gruppe zu laufen. Informiere dich – und melde dich an!

Darf ich bitten?

Wem Laufen oder Radeln zu eintönig ist, der kann alternativ wieder einmal das Tanzbein schwingen. Das trainiert Körper und Geist, Beweglichkeit, Balance, Ausdauer und Koordination. Es verwundert kaum, dass immer mehr Studien bescheinigen, dass Tanzen sich als Präventionssport eignet – auch mit Blick auf die blutdrucksenkenden Effekte. Eine Metaanalyse brasilianischer Wissenschaftler kommt zu dem Schluss, dass Tanzen nicht nur Gewicht reduzieren oder halten hilft, so verbraucht zum Beispiel eine 60 Kilogramm schwere Frau in einer Stunde durchschnittlich 200 Kalorien, je nach Tanzstil deutlich mehr (eine Stunde Tango = 400 kcal). Vor allem kann Tanzen aber auch dazu beitragen, das Risiko für kardiovaskuläre Erkrankungen zu senken. Die Sauerstoffaufnahmefähigkeit wird erhöht, die Rumpfkraft verbessert. Und egal ob Foxtrott oder Cha-Cha-Cha: Mit Tanzen kannst du in jeder Lebensphase neu beginnen. Darf ich bitten? Es ist gerade Damenwahl …

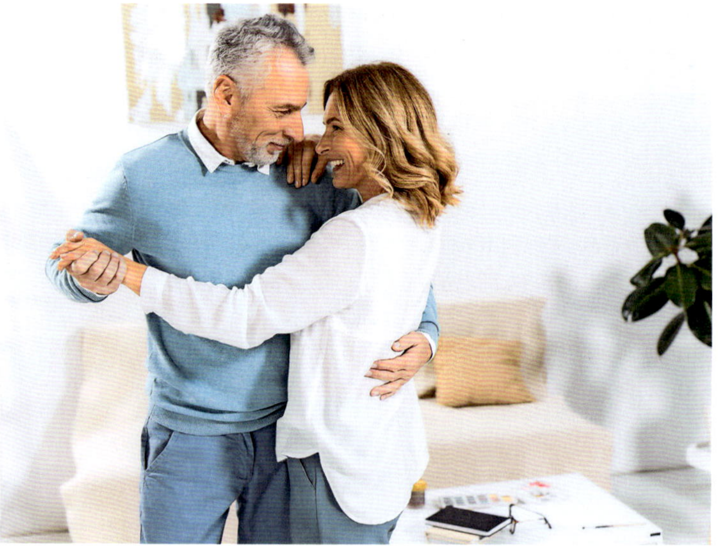

Heute weiß man: Tanzen eignet sich auch als Präventionssport – und das in jedem Alter.

Clever ernähren

Blutdruckschlau aufgetischt!

Ungesund zu essen, kann tödlich enden

Bewegung ist sehr wichtig, aber ausgewogene Ernährung ist ebenfalls maßgeblich für dein Körpergewicht und deinen Blutdruck. Nicht nur das: Weltweit gehen jährlich schätzungsweise rund 11 Millionen Todesfälle auf eine schlechte Ernährung zurück. Das heißt, jeder fünfte Todesfall ist – auch hierzulande – die Folge von falschen Essgewohnheiten. Das belegen umfangreiche Daten des unter anderem von der Weltgesundheitsorganisation (WHO) ins Leben gerufenen Projekts *„Global Burden of Disease"*, das 1990 bis 2017 in 195 Ländern durchgeführt wurde. Als wichtigste Risikofaktoren, die Einfluss auf Erkrankungen und auch auf die Sterblichkeit haben, benennen die Wissenschaftler für Deutschland den zu geringen Verzehr von Vollkornprodukten, Früchten, Gemüsen und Nüssen, dem ein viel zu hoher Konsum etwa von verarbeiteten Fleischprodukten, Salz und Zucker gegenübersteht. Gewohnheiten, über deren Tragweite wir uns oft zu wenig Gedanken machen.

!

Mit der richtigen Ernährung lebst du nicht nur gesünder, sondern auch länger.

Isst du artgerecht?

Wie sieht es in deinem Kühlschrank und in deiner Vorratskammer aus? Schau doch bitte einmal nach.

Die richtige Auswahl der Lebensmittel sorgt dafür, dass jede deiner Körperzellen ausreichend mit Vitalstoffen versorgt wird und auf der anderen Seite Abfallstoffe und Gifte aus deinem Körper heraustransportiert werden können. Dies bestimmt dein ganzes Leben – entscheidet über Gesundheit und Lebensqualität.

Störung im Darmmikrobiom

Wenn du regelmäßig zu viel Salz zu dir nimmst, kann dies etwa das Darmmikrobiom stören – die Lebensgemeinschaft deiner insgesamt bis zu 1 Billiarde Darmbakterien. Eine Folge dieser Schieflage sind entzündliche Prozesse, die auch in der Diagnose Bluthochdruck münden können, wie eine Studie des Berliner Max-Delbrück-Centrums für Molekulare Medizin in der Helmholtz-Gemeinschaft (MDC) zeigte. Klarer denn je ist für die Wissenschaft heute die Schlüsselrolle des Darms als wichtiger Signalgeber für den Organismus. Mit rund 500 Quadratmetern Oberfläche ist er immerhin das größte menschliche Immunorgan, in dem sich 70 bis 80 Prozent aller Abwehrzellen befinden. Wie die Wurzeln eines Baumes versorgt dich dein Darm über die Resorption wichtiger Vitalstoffe aus der Nahrung mit allem, was dein Körper benötigt. In der Traditionellen Chinesischen Medizin wird die Zerlegung und Aufnahme von Nahrung sogar als so zentral betrachtet, dass im Zusammenhang mit Dünn- und Dickdarm von der „Mitte" gesprochen wird.

!

Ein gesunder Darm sorgt dafür, dass der Stoffwechsel reibungslos funktioniert.

Wenn du über eine starke, gesunde Mitte verfügst, kann du problemlos aus dem, was du isst, die nötige Lebensenergie gewinnen. Vermehren sich aber durch einseitige, salz- oder zuckerlastige Ernährung mit überwiegend industriell verarbeiteter Kost schädliche Bakterien, bilden sie in deinen Darmfalten einen Biofilm. Diese ungesunde Schleimschicht enthält neben Bakterien oft auch Schimmelpilze und Viren. Die Darmwand kann buchstäblich austrocknen, es kommt zu Reizungen, nicht nur Nährstoffe, auch Arzneimittel werden weniger gut aufgenommen. Erste Kennzeichen einer Schieflage im Darmmikrobiom sind Müdigkeit und sinkende Laune – bei gleichzeitig steigendem Gewicht.

Spätestens wenn du unter Verdauungsbeschwerden wie zum Beispiel Blähungen oder Verstopfung leidest, ist es an der Zeit, deinen Darm im wahren Wortsinne zu entgiften. Auch Kopfschmerzen bis hin zu rheumatischen Beschwerden können auf eine Fehlbesiedelung des Darms (Dysbiose) hinweisen. Sammelt sich übermäßig viel Gas in Magen und Darm an (Roemheld-Syndrom), resultiert daraus auch eine Belastung deines Herzens.

Die Artenvielfalt in deinem Bauch

Einen negativen Einfluss auf das Darmmikrobiom haben denaturierte Nahrungsmittel wie Zucker und raffiniertes Mehl, außerdem Fertiggerichte, ein Übermaß an tierischem Eiweiß, stark erhitzte Fette, Farbstoffe, Konservierungsmittel und Emulgatoren. Dein Darm mag es auch nicht, wenn du zu hastig, zu viel, zu spät, zu unachtsam, zu oft und zu viele verschiedene Dinge in einer Mahlzeit isst und die Nahrung gar nicht mehr vollständig verdaut werden kann. Ungünstige und auch dick machende Keime wie jene vom Firmicutes-Stamm verdrängen daraufhin die gesundheitsfördernden, schlank machenden „Bikini"-Keime

Sinkender Energiebedarf

Im Verlauf des Lebens brauchen wir immer weniger Kalorien und sollten unsere Ernährung entsprechend anpassen. Vor allem, wenn du überwiegend sitzt, dich eher wenig bewegst und auch deine Freizeit passiv gestaltest, sinkt dein Energiebedarf. Sobald du dich regelmäßig bewegst, steigt er wieder an.

Durchschnittlicher Kalorienbedarf pro Tag im Verlaufe des Lebens

	MÄNNER	FRAUEN
15 bis unter 19 Jahre	2.500 kcal	2.000 kcal
19 bis unter 25 Jahre	2.500 kcal	1.900 kcal
25 bis unter 51 Jahre	2.400 kcal	1.900 kcal
51 bis unter 65 Jahre	2.200 kcal	1.800 kcal
ab 65 Jahren	2.000 kcal	1.600 kcal

Quelle: Techniker Krankenkasse/ tk.de (letzter Zugriff 10. Juli 2019)

zum Beispiel vom Bacteroidetes-Stamm. Mit dem Verlust der Artenvielfalt verliert das dicht besiedelte Ökosystem Darm schließlich die Kontrolle über deinen Stoffwechsel, den es normalerweise wie ein routinierter Kapitän sicher steuert.

Wie durch eine Ernährungsumstellung dein Darmmikrobiom wieder auf Kurs kommen kann, zeigt das Ergebnis einer Studie, bei der die Teilnehmer nicht nur den berühmten einen Apfel, sondern zwei Äpfel pro Tag verzehrten: Nach zwei Wochen hatte bei ihnen die Zahl der guten Darmbakterien deutlich zugenommen. Dick machende Keime wurden allmählich reduziert. Ein Erfolg, der unter anderem darauf zurückzuführen ist, dass Apfelschalen den Ballaststoff Pektin enthalten – ein Festmahl für viele hilfreiche Bakterienvölker. Ein weiteres Powerfood für die Darmbewohner ist Inulin. Der präbiotische, lösliche Ballaststoff steckt zum Beispiel in Artischocken, Chicorée, Löwenzahn- und Schwarzwurzeln oder Pastinaken.

Bakterielles Gleichgewicht mit Probiotika

Auch Probiotika können die Balance im Darmmikrobiom unterstützen. Die darin enthaltenen nützlichen Bakterienkulturen stärken die Barrierefunktion deiner Schleimhaut und beugen so auch einer Divertikulitis (entzündete sackartige Ausstülpungen in der Darmwand) vor. Bei chronischer Verstopfung haben sich Bifido- und Milchsäurebakterien (Laktobazillen) bewährt, letztere insbesondere bei einem Reizdarm. Zu finden sind die gesundheitsfördernden Helfer in sauren Milchprodukten wie Bio-Joghurt und Bio-Kefir (nicht wärmebehandelt!). Nahrungsergänzungen mit einem speziellen Komplex aus Mikroorganismen können ebenfalls sinnvoll sein, denn viele probiotische Bakterien können deinen Darm nicht dauerhaft besiedeln und sollten regelmäßig zugeführt werden (z. B. „Energeticum Lacto-B“, Infos: energeticum.com).

Zucker – mit Schuss ins Blut

Schnell Verfügbares macht fett

Ernährung beeinflusst maßgeblich das Darmmikrobiom und den Stoffwechsel, das Immunsystem und so letztlich auch den Blutdruck. Wissen, das in der Theorie offensichtlich in den Köpfen angekommen ist: 91 Prozent der Deutschen wollen gesund essen, ergab der Ernährungsreport 2019 des Bundesministeriums für Ernährung und Landwirtschaft (BMEL). Doch, wie so viele gute Vorsätze, scheitert es oft am Tun. Denn unsere Leistungs- und Stressgesellschaft ist von Mahlzeiten „to go" geprägt. Viele konsumieren oft schon am Morgen große Mengen schnell verfügbarer Kohlenhydrate in Form von weißen Brötchen, Muffins oder Croissants. Oft gepaart mit einer Unterdosierung an wichtigen Mikronährstoffen wie Vitaminen, Mineralien, Spurenelementen und sekundären Pflanzenstoffen.

!

Unser Zuckerkonsum ist etwa viermal so hoch wie seitens der WHO empfohlen.

Die mehrfach industriell verarbeitete Kost und die meisten Fertigprodukte sind prall gefüllt mit Ein- und Zweifachzuckern. Zu Letzteren zählt auch der Haushaltszucker, der zu je 50 Prozent aus Glukose und Fruktose besteht. Alle Ein- und Zweifachzucker liefern dir zwar schnell, jedoch nur kurzfristig Energie. Sie schießen regelrecht in dein Blut und lösen dort einen abrupten Blutzuckeranstieg aus. Daraufhin steigt die Insulinausschüttung teilweise um das 10-Fache und dein Blutzucker rauscht kurze Zeit später wieder talwärts – du fühlst dich dann flau, mitunter schwindelig und zittrig. Und schon ist er da – der Heißhunger. Dies alles sorgt dafür, dass dein Körpergewicht langfristig steigt, unter anderem, weil hohe Spiegel des bekannten Speicherhormons Insulin die Körperfettverbrennung hemmen.

Nationale Reduktionsstrategie 2025

Die Statistik zeigt einen durchschnittlichen Pro-Kopf-Verbrauch von rund 90 Gramm Zucker am Tag. Das entspricht fast dem Vierfachen (!) der von der WHO im Idealfall empfohlenen 25 Gramm und etwa dem Doppelten der gerade noch eben tolerierbaren Menge von 50 Gramm. Zum Vergleich: Vor gut 150 Jahren lag der Zuckerkonsum pro Kopf und Tag noch bei acht Gramm. Die weiße Lust war ein Luxusgut und Wohlhabenden vorbehalten. Doch ob extrem süß oder salzig: Beides belastet deinen Energiestoffwechsel und sensible hormonelle Regelkreise auf Dauer enorm. Die Experten der Deutschen Adipositas-Gesellschaft e.V. (DAG), der Deutschen Diabetes Gesellschaft (DDG) sowie der Deutschen Gesellschaft für Ernährung e.V. (DGE) fassen im Konsensuspapier vom Dezember 2018 zusammen: „Eine hohe und

Die Handlungsfelder der Reduktions- und Innovationsstrategie

1 **Kinder und Jugendliche stärken**
Im Fokus: Produkte mit Kinderoptik, Säuglings- und Kleinkindernahrung, Schul- und Kitaessen

2 **Zucker reduzieren**
Im Fokus: Absenkung der Gesamtkalorien, Verbesserung der Nährstoffzusammensetzung

3 **Fette reduzieren**
Im Fokus: industrielle trans-Fettsäuren, gesättigte Fettsäuren

4 **Salz reduzieren**
Im Fokus: Salzspitzen, Unterstützung des Handwerks

5 **Forschung und Innovation fördern**
Im Fokus: Ausweitung von Forschungs- und Innovationsvorhaben, transparente Kommunikation

6 **Ernährungskompetenz steigern**
Im Fokus: Aufklärungskampagnen, Wissen verständlich vermitteln

Quelle: bmel.de

Die Nationale Reduktions- und Innovationsstrategie der Bundesregierung für Zucker, Fette und Salz in Fertigprodukten verfolgt die übergeordneten Ziele, eine gesunde Lebensweise zu fördern, den Anteil der Übergewichtigen und Adipösen in der Bevölkerung, insbesondere bei Kindern und Jugendlichen, zu senken und damit die Häufigkeit von Krankheiten, die durch Ernährung mitbedingt werden, zu verringern.

häufige Zuckerzufuhr steht unter anderem in Zusammenhang mit Übergewicht beziehungsweise Adipositas, erhöhten Risiken für zahlreiche mit Übergewicht assoziierten Erkrankungen wie Diabetes mellitus Typ 2 und kardiovaskulären Erkrankungen sowie der Entstehung von Zahnkaries." Eine Konsequenz ist die

Mythos Fruktose

Fruktose kommt natürlicherweise in Obst und Gemüse vor, doch diese Anteile sind von den hoch konzentrierten, industriell hergestellten Zusätzen in Fertigprodukten zu unterscheiden. Diese Zusätze werden als Fruktosesirup, Maissirup oder Fruktose-Glukose-Sirup bezeichnet und enthalten teils deutlich mehr Fruktose als Glukose. Sie finden sich beispielsweise in Frühstücksflocken, Puddings, abgepackter Wurst oder Limos.

Der Begriff Fruktose klingt in den Ohren vieler Verbraucher gesund, jedoch verbindet sich mit ihm ein massives Problem. Denn Fruktose wird anders als Glukose (siehe Seite 65) verstoffwechselt und unbegrenzt von deiner Leber aufgenommen. Ist der aktuelle Energiebedarf gering, wird die Fruktose vermehrt zu Fett umgebaut (hepatische de novo Lipogenese). Eine mögliche Folge ist die nichtalkoholische Fettleber, von der bereits 20 bis 30 Prozent der westlichen Bevölkerung betroffen sind. Experten warnen, dass der Fruchtzucker auch die Blutfettwerte für Triglyzeride sowie LDL-Cholesterin steigen lässt – und damit das langfristige Risiko für Gefäßleiden, Bluthochdruck und koronare Herzerkrankungen. Zudem ist Fruktose der einzige Zucker, der direkt auf die Harnsäurekonzentration im Blut Einfluss hat und das Risiko für Gicht erhöhen kann.

Wichtig: Der Begriff **Glukosesirup** auf Fertigprodukten bedeutet übersetzt: Der zugesetzte Zuckersirup besteht zu maximal fünf Prozent aus Fruktose. **Glukose-Fruktose-Sirup** kann dagegen bis zu 50 Prozent aus Fruktose bestehen. Ein **Fruktose-Glukose-Sirup** enthält sogar zu 51 bis 90 Prozent Fruktose, ein **Fruktosesirup** mindestens 95 Prozent.

!

Ein Blick auf die Zutatenliste bei Fertigprodukten ist immer sehr aufschlussreich.

von der Bundesregierung beschlossene Nationale Reduktions- und Innovationsstrategie für Zucker, Fette und Salz in Fertigprodukten sowie deren Umsetzung bis 2025. Sie verfolgt das Ziel, die Mengen an Zucker, Salz und gesättigten Fetten in industriell hergestellten Lebensmitteln zu verringern. Zucker, die natürlicherweise in Lebensmitteln vorkommen, wie Fruktose in Obst und Gemüse oder Laktose in Milch und Milchprodukten, sind davon ausgenommen. Im Visier stehen mit Zucker gesüßte Erfrischungsgetränke, eine insgesamt verbesserte Nährstoffzusammensetzung und konsumentenfreundlichere Verpackungen, auf denen deutlich steht, was drinnen steckt.

Die Lösung: Bewusst genießen

Nun ist Zucker freilich nicht generell ein Bösewicht, der maßvolle und achtsame Konsum nicht ungesund. Aber wenn du mit Übergewicht kämpfst, solltest du wirklich vorsichtig damit umgehen. Dies rät auch der Ernährungswissenschaftler Prof. Dr. rer. nat. Dr. rer. nat. habil. Gerhard Rechkemmer, von 2007 bis 2016 Präsident des Max-Rubner-Instituts (MRI), im BMEL-Kompass Ernährung. Bei süßen Äpfeln, Trauben oder auch exotischen Früchten wie Granatapfel oder Acerolakirschen dürfe man zugreifen, da sie viele wertvolle Inhaltsstoffe enthalten. Leckereien wie Schokolade, Kekse und Co. sollte man dagegen lieber nicht täglich in großen Mengen essen. Prof. Rechkemmer: „Bewusstes Essen ist der beste Weg, um unserer angeborenen Liebe zu allem Süßen zu frönen, ohne gleich über die Stränge zu schlagen.“ Angeboren hat übrigens wirklich einen biologischen Hintergrund: Unsere in der Regel erste Nahrung, die Muttermilch, schmeckt leicht süßlich.

Pflanzlich und vielseitig punkten

Dein DASH-Konzept

Insgesamt kann eine frische und überwiegend pflanzliche Ernährung zur Gewichtsreduktion und Normalisierung deines Blutdrucks beitragen. Nun wirst du einwerfen, dass in Lebensmitteln wie Kartoffeln oder Vollkorngetreide ebenfalls Kohlenhydrate stecken. Richtig, allerdings in langkettiger Form. Sie müssen bei der Verdauung zunächst in Einfach-Zucker zerlegt werden und diese Aufspaltung geht sehr viel langsamer vonstatten als bei den beschriebenen kurzkettigen Zweifachzuckern. Gelangt die Energie langsamer in dein Blut, steigt auch dein Blutzuckerspiegel gemächlicher und die Sättigung hält länger an. Nicht zu vergessen stecken in diesen auch als komplexe Kohlenhydrate bezeichneten Lebensmitteln viele weitere wertvolle Vitalstoffe wie Vitamine, Mineralien und Spurenelemente und hochwertiges Eiweiß.

Veggie „mit Biss" bringt was

Für eine rein vegetarische Ernährung belegen Studien eine **Senkung des systolischen Blutdrucks um bis zu etwa 5 mmHg.** **Wichtig:** Obst, Gemüse und Salat bitte so ausgiebig wie nötig und so kurz wie möglich waschen. Gemüse zudem besser dünsten und nicht zerkochen, anderenfalls gehen viele empfindliche Vitalstoffe verloren: **Gemüse darf Biss haben.**

Verschiedene Studien zeigen, dass eine DASH-orientierte Ernährung – entwickelt und benannt nach dem diätetischen Ansatz zum Stopp von Hochdruck (Dietary Approaches to Stop Hypertension) – in der Lage ist, den Blutdruck zu senken. Auch die Deutsche Hochdruckliga empfiehlt das Konzept. Es ist nicht zwingend rein vegetarisch oder vegan, stellt aber den Verzehr von Obst und Gemüse sowie die Reduktion tierischer Fette in den Mittelpunkt. Denn Obst und Gemüse enthalten unter anderem

Kalium, das den positiven Effekt der empfohlenen eingeschränkten Salzzufuhr ausgleichen kann (Seite 85).

Amerikanische Forscher haben die Auswirkungen einer solchen Ernährungsweise untersucht. Ihr Resultat: Jede Verbesserung der Ernährung nach den Empfehlungen der DASH-Methode war mit einer Senkung des Sterberisikos verbunden. Bei Bluthochdruckpatienten konnte der obere Wert um 11 mmHg, der untere Wert um sechs mmHg gesenkt werden. Dieses Ergebnis entspricht überraschenderweise auch dem einer Blutdrucksen-

!

Die Ernährung nach dem DASH-Konzept hat das Ziel, den Blutdruck zu senken.

Wie hältst du es mit den Top 10 der DASH-Empfehlungen?

Je mehr Empfehlungen des DASH-Konzepts du umsetzt, desto größer ist Studien zufolge der gesundheitsfördernde Effekt. Welche der folgenden Aussagen kannst du unterschreiben?

1. Ich esse täglich viel Gemüse, frischen Salat und Obst (optimal sind fünf Portionen: einmal Salat, zwei Stück Obst, je eine Portion rohes und gekochtes Gemüse).
2. Ich verwende Oliven- oder Rapsöl statt Butter oder Sahne.
3. Ich verwende fettarme Milchprodukte mit wertvollem Kalzium und Eiweiß.
4. Ich setze auf pflanzliche Eiweißträger wie Bohnen, Linsen und Sojaprodukte.
5. Ich esse gelegentlich mageres Fleisch (vor allem Geflügel) und frischen Seefisch aus nicht überfischten Beständen mit reichlich Omega-3-Fettsäuren.
6. Ich bevorzuge ballaststoff- und magnesiumreiche Vollkornprodukte und meide Weißmehlprodukte.
7. Ich meide nach Möglichkeit Fertigprodukte.
8. Beim Würzen verwende ich viele frische Kräuter, wenig Salz.
9. Den kleinen Hunger zwischendurch stille ich zum Beispiel mit einer Paprika, einer Karotte oder mit einer Handvoll Nüssen.
10. Alkohol, Zucker und Süßigkeiten konsumiere ich nur in Maßen.

kung durch Gewichtsreduktion von bis zu fünf Kilogramm bei Übergewicht. Die Experten betonen jedoch auch, dass gesunde Ernährung nicht als vorübergehende Maßnahme zu sehen ist. Das DASH-Konzept zielt auf eine lebenslange Umstellung ab.

Satte Ballaststoffe

Vollkorn, Gemüse, Hülsenfrüchte und Obst, Nüsse und Samen. Sie alle liefern dir Ballaststoffe, die einen günstigen Effekt auf deinen Blutdruck haben können. Ballaststoffe unterstützen zudem den Transport des Speisebreis durch deinen Darm und regen die Verdauung an. Pflanzenfasern, die Wasser aufnehmen, binden durch ihre hervorragenden Quelleigenschaften vorhandene Giftsubstanzen, die mit ausgeschieden werden. Nicht zuletzt verringern Ballaststoffe Heißhungerattacken, was dir beim Abnehmen helfen kann. Kurz und gut: Laut DGE solltest du täglich mindestens 30 Gramm Ballaststoffe aufnehmen. Das erreichen etwa 75 Prozent der Frauen und 68 Prozent der Männer jedoch nicht. Gehörst du dazu? Dann ändere es bitte!

Studien belegen das gesundheitsfördernde Potenzial zum Beispiel für den täglichen Verzehr von geschrotetem Leinsamen. Er enthält zusätzlich Alpha-Linolensäure (ALA), eine dreifach ungesättigte Fettsäure, die zur Gruppe der Omega-3-Fettsäuren gehört – Fette, die in deinem Organismus eine wichtige Rolle für deine Herz-Kreislauf-Gesundheit spielen und auf die ich später noch eingehen werde.

!

Studien belegen das gesundheitsfördernde Potenzial für den täglichen Verzehr von geschrotetem Leinsamen.

Pflanzenfasern in der Ernährung

BALLASTSTOFFARM	BALLASTSTOFFREICHE ALTERNATIVE
Weißbrot, Weizenbrötchen, Toastbrot	Weizen-/Roggenvollkornbrot und -brötchen, Roggenmischbrot, Pumpernickel
Weizenmehl Type 405, Nudeln aus Hartweizengrieß, polierter Reis	Weizenmehl Type 1050, Vollkornnudeln, Wildreis, Grünkern
Cornflakes	Müsli mit frischem Obst, Vollkornflocken, Hafer- oder Weizenkleie, Trockenfrüchte
Kartoffel (geschält), Kartoffelpüree	Kartoffeln (mit Schale), Süßkartoffeln, Topinambur
Melone, Weintraube, Ananas	Apfel, Beerenobst, Birne, Kaki, Pflaume
Götterspeise, Pudding, Milchreis, Eiscreme	Obstsalat (mit ballaststoffreichen Früchten), Rote Grütze
Butterkeks, Vollmilchschokolade, Chips	Vollkorngebäck, Bitterschokolade, Nüsse

Quelle: DGE e.V.

Pepes kichernde Süßkartoffel-Bowl

Ich habe für meine Küche die Süßkartoffel entdeckt. Diese Knolle, eigentlich ein Windengewächs, gehört zu den ältesten Kulturpflanzen Amerikas. Auch auf der japanischen Inselkette Okinawa ist sie begehrtes Grundnahrungsmittel, und wahrscheinlich hast du schon einmal davon gehört, dass dort viele Menschen ein Leben lang gesund und jugendlich vital bleiben. Ein auf der Insel der Unsterblichkeit bekanntes Sprichwort lautet: „Mit 70 bist du noch ein Kind, mit 80 ein Jugendlicher. Und mit 90, wenn dich deine Ahnen in den Himmel rufen, bitte sie zu warten, bis du 100 bist."

Süßkartoffeln sind sehr schnell zubereitet und in wenigen Minuten al dente. Du kannst sie auch roh gestiftelt oder geraspelt genießen, zum Beispiel im Salat. Freilich, auch Süßkartoffeln enthalten Zucker, sogar rund 4 Gramm auf 100 Gramm. Doch verfügt die mal kräftig orangefarbene, mal braun-violette Knolle über eine natürliche einzigartige Komposition weiterer wertvoller Inhaltsstoffe. Darunter Vitamin E, verschiedene B-Vitamine und das aus Karotten bekannte Antioxidans Betakarotin. Dazu kommen Mineralien wie Kalium, das den Flüssigkeitshaushalt deines Organismus regelt, Kalzium oder auch das Spurenelement Zink. Hier kommt meine schnelle Süßkartoffel-Bowl für dich.

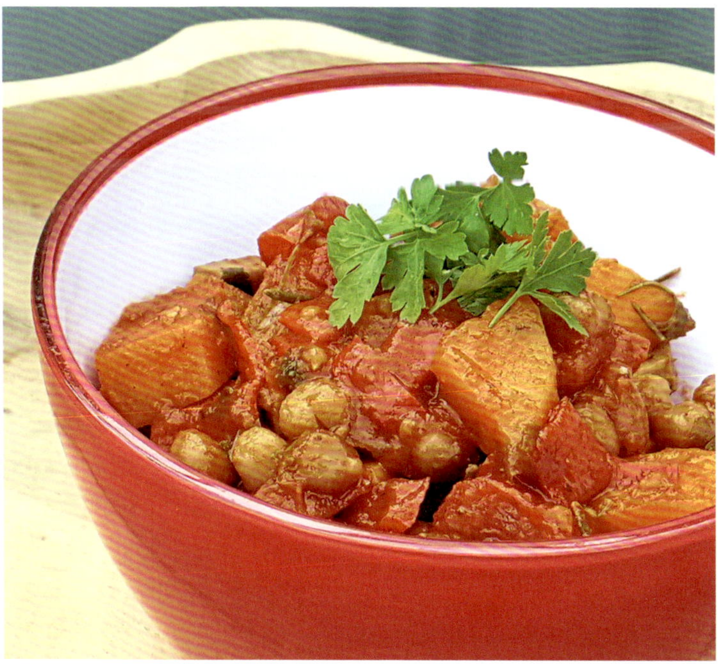

Pepes kichernde Süßkartoffel-Bowl mit Kichererbsen und veganen Bratwürstchen.

!

Wenn du keinen frischen Bärlauch zur Hand hast, kannst du die Bowl stattdessen mit 1 TL Bärlauch-Frischblatt-Granulat aus der Apotheke würzen.

Für 4 Portionen brauchst du:

- 2 mittelgroße Süßkartoffeln
- 1 große rote Spitzpaprika
- 1 Lauchzwiebel
- 4 vegane Bio-Tofu-Bratwürstchen
- 350 g Bio-Kichererbsen in Tomatensoße
- 2–3 Bio-Rispentomaten
- 1 EL Olivenöl
- 1 Spritzer Zitrone
- Cayennepfeffer
- Frische gehackte Blattpetersilie und/oder
- 2–3 Bärlauchblätter
- Grob geraspelter Grana Padano

1 Süßkartoffeln, Paprika und Lauchzwiebel waschen, putzen und würfeln, Tofuwürstchen in dickere Scheiben schneiden. In einer Pfanne das Olivenöl erhitzen und die Zutaten kurz andünsten.

2 Kichererbsen zugeben. Rispentomaten waschen, vierteln und ebenfalls zugeben. 10 bis 15 Minuten bei kleiner Hitze garen.

3 Mit Zitrone und Cayennepfeffer würzen. Reichlich frische Blattpetersilie und/oder in feine Streifen geschnittene Bärlauchblätter darüberstreuen.

4 Etwas Grana Panado in vier Schalen geben und mit der Bowl auffüllen. Mit dem Anrichten schmilzt der Käse und verleiht der kichernden Süßkartoffel-Bowl ihr schmackhaftes Aroma.

Gesunde Abreibung: Grana Padano

Hast du die Bowl schon ausprobiert und auch mit Grana Padano abgerundet? Tatsächlich kann Parmesan zur gesunden Ernährung beitragen. Der halbfette italienische Grana Padano stammt aus der Region Pianura padana, das ist die Po-Ebene. Diese Herkunft unterscheidet ihn von seinem prominenten Bruder, dem original Parmesan, der ausschließlich mit Milch aus der Region um Parma und Reggio nell'Emilia hergestellt wird. Eine italienische Studie zeigte, dass Grana Padano den gleichen Wirkmechanismus in Gang setzt wie ACE-Hemmer. Sprich, auch der Käse kann ein bestimmtes auf den Blutdruck wirkendes Enzym hemmen und so zur Senkung des Blutdrucks beitragen. 30 Teilnehmer mit mäßiger Hypertonie verzehrten täglich 30 Gramm Grana Padano. Dadurch senkte sich gegenüber einer Kontrollgruppe der Blutdruck im Verlauf von acht Wochen signifikant um 3,5 mmHg systolisch. Mittelalter Käse mit einer Reifezeit von neun bis 12 Monaten hatte den besten Effekt. In diesem Stadium verfügt er über die höchste Konzentration bestimmter Tripeptide, die Forscher um Studienautor Dr. Guiseppe Crippa für die gesundheitsfördernde Wirkung verantwortlich sehen.

Gesund gut gewürzt

Versalzene Probleme?

Kommen wir zum viel zitierten Salz, dem Natriumchlorid. Es ist ohne Frage ein wichtiger Bestandteil deiner Ernährung: Wie Kalium sind auch Natrium und Chlorid lebensnotwendige Mineralstoffe und unentbehrlicher Bestandteil von Körperflüssigkeiten und Geweben. Doch kann zu viel des Guten die Entstehung von Bluthochdruck fördern. Große Salzmengen können dabei die Schicht schädigen, die deine Gefäße von innen auskleidet (endotheliale Glykokalyx). Daraufhin kann zu viel Natrium in deinem Körper eingelagert werden. Organschäden und Bluthochdruck gehören zu den Folgen und damit auch ein erhöhtes Risiko für Herzinfarkt, Schlaganfall und Herzschwäche. Die DGE sowie die Deutsche Hochdruckliga empfehlen für Erwachsene höchstens sechs Gramm (entspricht etwa einem gestrichenen TL), die WHO maximal fünf Gramm Kochsalz pro Tag. Das sind allerdings wirklich Höchstwerte, Schätzungen gehen vorsorglich von einer optimalen Zufuhr von drei bis vier Gramm täglich aus. Mit durchschnittlich bis zu 16 Gramm verzehren wir jedoch mitunter das Vierfache dieser Menge (!). Problematisch ist der hohe Konsum insbesondere für salzsensitive Menschen: Etwa jeder Dritte reagiert auf Mengen von mehr als fünf Gramm Kochsalz täglich mit Blutdruckveränderung. Interessant in diesem Zusammenhang: Der lebensnotwendige Kochsalzbedarf liegt bei nur einem Gramm täglich.

Weniger als 6 Gramm täglich!

Wenn du bei hohen Blutdruckwerten den Salzkonsum auf **weniger als sechs Gramm am Tag** reduzierst, kannst du damit deinen Blutdruck um **bis zu acht mmHg** senken.

Wichtig: Wie so oft in der Naturheilkunde macht auch beim Salz die Dosis das Gift. Da zu wenig ebenso schaden kann, wie zu viel, ist ein differenzierter Blick erforderlich. Das Institut für Qualität und Wirtschaftlichkeit im Gesundheitswesen (IQWiG) kam 2009 zu dem Schluss, dass sich positive Effekte einer Kochsalzreduktion in erster Linie einstellen, wenn ein Bluthochdruck nicht medikamentös behandelt wird und der Patient die Salzreduktion länger als 12 Monate durchhält.

!

Schon nach ein bis zwei Wochen stellen sich deine Geschmacksnerven in der Regel um und du wirst den aromatischen Eigengeschmack der Speisen wieder wahrnehmen.

Salz ist nicht gleich Natrium

Statt die Schubladen Gut und Böse zu ziehen, dreht sich der Kern der Salzfrage also um eine individuell optimale tägliche Dosis. Kochsalz besteht zu 40 Prozent aus Natrium sowie zu 60 Prozent aus Chlorid. In 1 Gramm Kochsalz stecken folglich 400 Milligramm Natrium und 600 Milligramm Chlorid. Seit Ende 2016 müssen Hersteller auf Lebensmitteln den Salzgehalt als Pflichtangabe aufführen. Wenn du auf Verpackungen noch Natriumangaben findest, kannst du den Kochsalzgehalt berechnen, indem du den Natriumgehalt mit 2,54 multiplizierst. Beispiel: Beträgt der Natriumgehalt 250 Milligramm, entspricht das 635 Milligramm Kochsalz (250 x 2,54 = 635). Mach dir bitte bewusst, wie hoch der Salzgehalt in verschiedenen Fertiglebensmitteln ist, die Unterschiede sind groß. Mit nur einer halben Pizza beispielsweise kommst du mitunter bereits auf 70 Prozent der für den gesamten Tag maximal empfohlenen Salzmenge. Wenn du es schaffst, den Konsum von Fast Food zugunsten naturbelassener Lebensmittel zu reduzieren, kannst du viel verstecktes Salz einsparen.

So entgehst du versteckten Salzen

Um den Verzehr von Kochsalz zu senken, empfiehlt die Deutsche Hochdruckliga vor allem diese Maßnahmen:

- Pökelwaren und Fischmarinaden vermeiden
- Fertigprodukte vermeiden
- Möglichst viele frische, naturbelassene Lebensmittel verwenden
- Wurst und Käse mit hohem Salzgehalt nur in Maßen essen
- Kochsalz in der Küche nur sparsam verwenden
- Bei Tisch nur wenig, besser gar nicht nachsalzen
- Speisen mit frischen Kräutern und Gewürzen Geschmack verleihen

Kräuter frisch auf den Tisch

Ob Petersilie, Schnittlauch oder Basilikum. Sie alle verbreiten ihren frischen intensiven Duft schon beim Pflücken und Schneiden. Mit frischen Kräutern beispielsweise aus dem Balkonkasten oder aus dem Topf auf dem Fensterbrett schmecken viele deiner Gerichte nicht nur besser, sondern benötigen auch kaum beziehungsweise gar kein Salz. Wer mit Kräutern würzt, erhöht zudem die Zufuhr wichtiger Vitalstoffe. So liefern etwa Brennnessel, Löwenzahn und Sauerampfer Eisen, aber auch Kalzium, Vitamin C und Magnesium. Petersilie enthält wichtige Spurenelemente wie Kalium. Und der Tausendsassa Basilikum wirkt unter anderem verdauungsfördernd.

Ausgesuchte würzige Küchenhelfer

- Bärlauch
- Basilikum
- Brunnenkresse
- Dill
- Fenchelsamen
- Ingwer
- Kardamom
- Knoblauch
- Koriander
- Kreuzkümmel
- Kurkuma
- Liebstöckel
- Löwenzahn
- Oregano
- Petersilie
- Pfeffer
- Safran
- Sauerampfer
- Schnittlauch
- Schwarzkümmel
- Thymian
- Zimt
- Zwiebel

Wichtig: Frische Kräuter solltest du immer erst kurz vor Verwendung hacken und erst zum Servieren den Speisen beifügen, damit sie möglichst ihr Aroma behalten.

!

Freie Radikale können die Blutgefäße schädigen, was wiederum Bluthochdruck nach sich ziehen kann.

Exotischer Kardamom

Wusstest du, dass Kardamom nach dem kostbaren Safran und der Vanille das drittteuerste Gewürz überhaupt ist? Duftender Kardamom ist aus der Weihnachtsbäckerei bekannt, aber auch als Exot in indischen Currys. Traditionell werden die ganzen Früchte nach dem Essen zur Förderung der Verdauung und für besseren Atem gekaut. Dank seiner gesundheitsfördernden Eigenschaften schaffte Kardamom es sogar auf die Liste der Top 10 Gewürze der Carstens-Stiftung. Laut einer indischen Studie konnten Patienten mit leicht erhöhtem Blutdruck, die über 12 Wochen zweimal täglich 1,5 Gramm Kardamom-Fruchtpulver einnahmen, ihren Blutdruck signifikant senken. Zusätzlich steigerte das Gewürz deutlich das antioxidative Potenzial gegen freie Radikale.

4 Gramm Knoblauch sorgen vor

Auch Knoblauch kann bei leicht bis mäßig erhöhtem Blutdruck weitere nicht-medikamentöse Maßnahmen ideal ergänzen. Den Zehen aus der scharf-aromatischen Knolle wird schon seit Jahrtausenden gesundheitsfördernde Wirkung zugeschrieben. Bereits in der altägyptischen Schrift Papyrus Ebers (1559 v. Chr.) sind zahlreiche Rezepturen aufgeführt. Kein Wunder: Die in Knoblauch enthaltenen Vitamine, Mineralien und Flavonoide aus der Gruppe der sekundären Pflanzenstoffe können nachweislich die Blutgefäße erweitern und die Fließeigenschaften des Blutes verbessern. Den oberen Blutdruckwert lässt Knoblauch durchschnittlich um acht mmHg, den unteren um fünf mmHg sinken. Ein Effekt, der mit 600 bis 900 Milligramm Trockenpulverextrakt täglich oder vier Gramm frischem Knoblauch – das entspricht etwa einer kleinen Zehe – eintritt. Auch wenn du Knoblauch zur Vorsorge essen möchtest, werden täglich vier Gramm empfohlen. Wenn du dich für frei verkäufliche Nahrungsergänzungen entscheidest, solltest du den Verzehr mit deinem Arzt abstimmen, da diese Produkte unterschiedlich verarbeitet und zusammengesetzt sind. Aufgrund der blutverdünnenden Eigenschaften von Knoblauch sind auch Wechselwirkungen denkbar, vor allem wenn du gleichzeitig blutdrucksenkende und gerinnungshemmende Medikamente einnimmst.

Die besten Fettquellen

Qualität ist Trumpf

Kommen wir zum Fett. Nach dem DASH-Konzept solltest du weniger Fett tierischer Herkunft zu dir nehmen, stattdessen Fette, wie sie etwa in Nüssen und Ölsaaten zu finden sind. Auch das Institut für Ernährungsmedizin der Technischen Universität München (TUM) rät bei Hypertonie in Kombination mit Übergewicht zu einer fettarmen Kost mit Reduzierung versteckter Fette in Fleisch- und Wurstwaren, Milch und Käse sowie in Gebäck, Süßigkeiten und Knabbereien. Bei der Zubereitung von Speisen sollten vorzugsweise pflanzliche Öle mit gesunden Omega-3-Fettsäuren zum Einsatz kommen: Raps-, Oliven-, Walnuss- und Leinöl. Zusätzlich wird empfohlen, ein- bis zweimal pro Woche Seefisch mit einem hohen Anteil an Omega-3-Fettsäuren zu essen, zum Beispiel Hering, Lachs, Makrele oder Thunfisch.

Freispruch für Cholesterin

Über Generationen hinweg galt Cholesterin als schädliche Substanz, und in Teilen gilt das noch immer. Tatsächlich spielt Cholesterin aus deiner Nahrung kaum eine Rolle bei Herz-Kreislauf-Erkrankungen. Die Ergebnisse großer Langzeitstudien der Harvard-Universität mit 37.851 Männern und 80.000 Frauen zeigten: Eier erhöhten bei den Probanden das Risiko für Herz-Kreislauf-Erkrankungen nicht – egal, ob ein Ei pro Woche oder ein Ei pro Tag gegessen wurde. Was einmal mehr belegt, dass pauschale Aussagen der Komplexität einer gesunden ausgewogenen Ernährung nicht gerecht werden.

Cholesterin ist ein essenzieller Bestandteil vieler Stoffwechselprozesse, ein Fett, das hauptsächlich – zu rund 80 Prozent (!) – von deinem Körper selbst gebildet wird. Es ist ein wichtiger Bestandteil der Zellwände, hilft bei der Herstellung verschiedener Hormone und ist zudem ein Vorläufer der Gallensäuren, die wiederum wichtig für die Fettverdauung sind. Auch für Vitamin D, das unter anderem für starke Knochen steht, ist Cholesterin eine Vorstufe. Wie generell in der Naturheilkunde macht auch hier die Dosis das Gift: Lediglich zu viel Cholesterin kann deine Gesundheit gefährden. Hohe Mengen resultieren beispielsweise aus einem übermäßigen Konsum von Kohlenhydraten, da der Energieüberschuss teils zu dichten, gefäßschädigenden LDL-Cholesterin-Partikeln umgewandelt wird. **Wichtig:** Lass deinen **Cholesterinwert im Blut regelmäßig messen**. Je mehr Risikofaktoren für Bluthochdruck und eine Herz-Kreislauf-Erkrankung bei dir vorliegen, desto niedriger sollten die Zielwerte für dein LDL-Cholesterin sein.

Statt sie generell zu meiden, geht es also auch bei den Fetten um eine sinnvolle Zusammensetzung und Kombination. In der richtigen Dosis und Qualität sind sie eine Energiequelle sowie wichtige Träger der fettlöslichen Vitamine A, D, E und K.

!

Fett ist ein unschlagbarer Geschmacksträger. Achte jedoch bei der Auswahl auf die Qualität.

Schutzschild gesunder Fettsäuren

Eine moderat fettreiche, mediterrane Ernährung mit mehr Olivenöl oder auch Nüssen ist der bis 2017 noch geltenden DGE-Empfehlung für weniger Fett und mehr Kohlenhydrate deutlich überlegen. Dies zeigen nicht zuletzt Ergebnisse der spanischen PREDIMED-Interventionsstudie aus dem Jahr 2016. Innerhalb von knapp fünf Jahren hatten die Teilnehmer durch eine fett*reichere* und kohlenhydrat*ärmere* Ernährung ein 30 Prozent niedrigeres Risiko für Herzinfarkt und Schlaganfall gezeigt.

Unterm Strich sollte auch deine Ernährung eine optimale Omega-3-Bilanz aufweisen, um deinen Fettstoffwechsel positiv zu beeinflussen und die Fließeigenschaft deines Blutes zu verbessern. In hochwertigen pflanzlichen Ölen ist als Vertreterin der Omega-3-Fettsäuren die schon erwähnte kurzkettige Alpha-Linolensäure (ALA) enthalten. Diese wird vom Körper in die langkettige Docosahexaensäure (DHA) und in die Eicosapentaensäure (EPA) umgewandelt – beides sind für den Organismus biologisch aktive Formen.

Entscheidend ist, Omega-6- und Omega-3-Fettsäuren im richtigen Verhältnis aufzunehmen. Als optimal gilt ein Wert von 2:1. Die Realität sieht mit einem Verhältnis von 20:1 (!) leider anders aus, sowohl in Europa als auch in den USA. Ein Zuviel an Omega-6-Fettsäuren in deinem Körper wirkt entzündungsfördernd und behindert die Omega-3-Fettsäuren bei der Produktion wichtiger Gewebehormone. Hohe Omega-6-Last kommt in der Regel durch die Vielzahl von Fertiggerichten und nur wenig naturbelassene Nahrungsmittel zustande. Dem kannst du gut gegensteuern, wenn du weniger Omega-6-lastige Fette wie Maiskeim-, Soja- und

Distelöl verwendest. Übrigens steckt in Fertigprodukten und salzigen Knabbereien zumeist Sonnenblumenöl, das ebenfalls vergleichsweise viele Omega-6-Fettsäuren enthält.

Nussiger Reichtum

Nüsse enthalten neben essenziellen Fetten hochwertige Eiweiße, Vitamine, Mineralien und Spurenelemente. Einerseits hoch kalorisch, lässt sich nach dem Motto Qualität vor Quantität ihr gesunder Reichtum dennoch gut nutzen. Auch weil die ungesättigten Fette aus der Nuss vom Organismus durch die ebenfalls darin enthaltenen Ballaststoffe langsamer verwertet werden. Schon **eine Handvoll Walnüsse täglich (43 g)** kann zum natürlichen Vitalstoffpaket werden, nachweislich deinen Cholesterinspiegel und die Zusammensetzung deiner Darmflora verbessern. Weitere empfehlenswerte Kerne: Haselnüsse, Paranüsse, Macadamianüsse und Mandeln sowie Cashewkerne, die Tryptophan enthalten, das der Körper in Serotonin umwandelt – damit sind sie die Stimmungsmacher in der Nussfamilie.

Olivenöl

Dass allen voran Olivenöl – obwohl es kaum Omega-3 enthält! – besondere Schutzwirkungen aufweist, wusste man bereits in der Antike. Nicht nur aufgrund seiner einfach ungesättigten Fette wird es geschätzt, sondern auch aufgrund des hohen Gehalts an Vitaminen, sekundären Pflanzenstoffen und Polyphenolen. Ein Vergleich: Wir in Deutschland verwenden durchschnittlich einen Liter Olivenöl pro Kopf und Jahr. Spanier und Italiener konsumieren 10, die Griechen sogar 20 Liter. Das ist anscheinend mitverantwortlich dafür, dass im Mittelmeerraum fünfmal weniger Herzinfarkte als in Nordeuropa zu verzeichnen sind. Die besondere Essenz – die einfach ungesättigte Ölsäure – ist mit einem Anteil zwischen 55 und 83 Prozent die häufigste Fettsäure von Olivenöl. Sie wirkt sich nicht auf den Blutzuckerspiegel aus, gilt als antimikrobiell, gefäßerweiternd und krebsvorbeugend. Tipp: In der Küche Olivenöl vorsichtig und nur kurz erhitzen, um die wertvollen Inhaltsstoffe zu erhalten.

Rapsöl

Auch Rapsöl ist für hohe Temperaturen weniger geeignet, liegt aber dafür im Ranking der pflanzlichen Öle mit einem Omega-6- zu Omega-3-Verhältnis von 2:1 noch vor Olivenöl. Es ist quasi die deutsche Antwort und hervorragende heimische Alternative für Olivenöl. Dr. med. Michael Kruse und Prof. Dr. med. Andreas Pfeiffer vom Deutschen Institut für Ernährungsforschung (DIfE), fanden heraus, dass der tägliche Konsum von 50 Gramm Rapsöl den Cholesterinspiegel sowie die Leberwerte bei übergewichtigen Männern verbessern konnte.

Clever einkaufen

Hochwertige Öle mit einem hohen Anteil an Omega-3-Fettsäuren findest du in guten Bio- und Feinkostgeschäften. Auf dem Etikett sollte jedoch nicht nur „Bio" und „kaltgepresst", sondern auch die Art der Herstellung vermerkt sein. Beispielsweise „unter Ausschluss von Licht und Hitze" oder „omega-safe".

Leinöl

Kaltgepresstes, naturbelassenes Leinöl ist mit einem Omega-6- zu Omega-3-Verhältnis von 1:4 (!) der Star unter den gesundheitsfördernden Ölen. Konkret: Im Leinsamen stecken viermal mehr Omega-3- als Omega-6-Fettsäuren und beste Pflanzenstoffe. Mit nur einem Esslöffel täglich lässt sich der Bedarf an Omega-3-Fettsäuren decken. Leinöl kann insbesondere die Fließeigenschaften deines Blutes positiv beeinflussen. Es ist sehr hitze-, luft- und lichtempfindlich und daher am besten für frische Salate, Rohkost und Aufstriche geeignet.

!

Leinöl ist ein idealer Partner für die kalte Küche, jedoch nicht zum Kochen und Braten geeignet.

Walnussöl

Gut für deine Nerven und gute Laune, antioxidativ und entzündungshemmend ist die Walnuss. Vom Fuße des Himalayas aus eroberte der Walnussbaum große Teile der alten und neuen Welt. Walnüsse enthalten hochwertiges Eiweiß, Ballaststoffe, Magnesium und Vitamin E. Der 10-prozentige Gehalt an Alpha-Linolensäure macht sie zu einer guten Omega-3-Quelle. Walnussöl ist besonders aromatisch, sollte nicht erhitzt, bestenfalls etwas erwärmt werden. Der unaufdringliche, exquisite Geschmack eignet sich gut für Feldsalat, Sellerie und Spargel, passt aber auch zu Suppen, Gemüsepfannen und Desserts.

Hanföl

!

Träufle als i-Tüpfelchen etwas Walnuss- oder Hanföl über Suppen, Gemüse oder auch das Dessert.

Das nussig schmeckende Hanföl hat mit einem Omega-6- zu Omega-3-Verhältnis von 3:1 eine gute Fettbalance und als Trendfood echten Starcharakter unter den Pflanzenölen. Hanf ist eine züchterisch kaum bearbeitete Pflanze, reich an Vitalstoffen, Aminosäuren und Antioxidanzien. Die Samen liefern lang anhaltende Energie und können aufgrund essenzieller Fettsäuren deiner Gesundheitsvorsorge dienen. Die Fähigkeit, freie Radikale zu neutralisieren, soll etwa 10-mal so hoch sein wie die von Erdbeeren und mehr als doppelt so hoch wie von Blaubeeren. Wie Leinöl gehört auch das Hanföl in die kalte Küche. Bei gekochten Speisen kannst du es nachträglich darüber gießen.

Vitalstoffe, die es in sich haben

Taktgeber des Herzens: Kalium

Ob deine Ernährung wirklich ausgewogen ist und ihre volle gesundheitliche Wirkung entfalten kann, entscheidet auch ihr Gehalt an Vitaminen, Mineralien, Spurenelementen und sekundären Pflanzenstoffen. Zur Prävention von Bluthochdruck und Schlaganfall sollten zum Beispiel vermehrt Lebensmittel auf deinem Speisenplan stehen, die von Natur aus wenig Natrium, dafür viel Kalium enthalten. Kalium steckt unter anderem in Gemüsen wie Kohlrabi, Tomaten, Kartoffeln und in Obst, insbesondere in Trockenfrüchten. Auch Roggenvollkorn und Walnüsse haben einen hohen Kaliumgehalt. Im Verbund mit Natrium sorgt Kalium für die Reizweiterleitung deiner Nervenzellen vom Gehirn zu den Muskeln und umgekehrt. Das Mineral ist mitverantwortlich für einen ausgeglichenen Wasserhaushalt und trägt dazu bei, einen normalen Blutdruck aufrechtzuerhalten.

Empfehlung: Die DGE sieht eine angemessene Kaliumzufuhr für erwachsene Frauen (auch Schwangere) und Männer mit rund 4.000 Milligramm/Tag. Bei Stillenden besteht ein erhöhter Bedarf von rund 4.400 Milligramm/Tag.

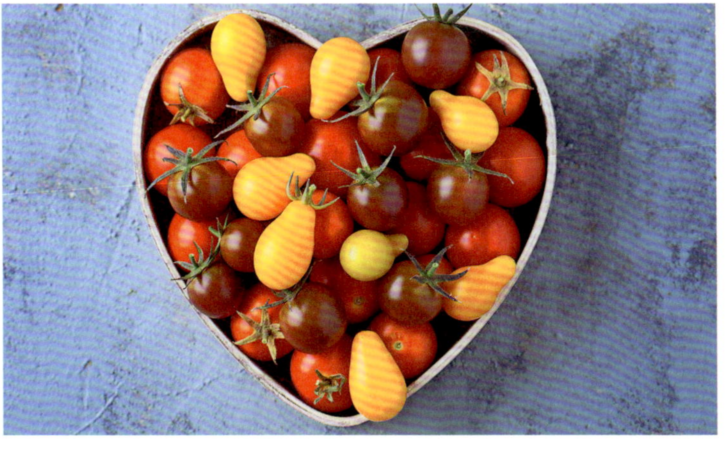

Tomaten enthalten viel Kalium.

Ausgesuchte Kaliumlieferanten von A bis Z

	KALIUM IN mg/100 g
Apfelringe, getrocknet	622
Aprikose, getrocknet	1.370
Avocado	550
Banane	367
Blattspinat	536
Brokkoli	212
Champignons	338
Feigen, getrocknet	850
Feldsalat	420
Forelle	387
Haselnüsse	745
Himbeeren	200
Honigmelone	309
Karotten (roh)	355
Kartoffeln	340
Kohlrabi (roh)	322
Kuhmilch, 1,5 % Fett	155
Mandeln, süß	835
Paprika rot (roh)	260
Quinoa	804
Rosenkohl	343
Seelachs	394
Tomaten	235
Thunfisch	407
Vollkornbrot	291
Weizenkeime	993
Zwiebel	162
Zander	377

Quelle: nach DGE e.V.

Stresskiller: Kalzium

Bei Kalzium denkst du wahrscheinlich sofort an Milch. Doch steckt zum Beispiel in Haselnüssen mit mehr als 100 Milligramm je 100 Gramm fast doppelt so viel Kalzium. Gut sind auch Spinat, Fenchel, Parmesan, Ölsardinen, Mandeln, Petersilie, Lein- oder Sesamsamen. Die DGE verweist darauf, dass auch Mineralwasser als kalziumreich bezeichnet werden darf, wenn es pro Liter mehr als 150 Milligramm Kalzium enthält. Im Körper befinden sich 99 Prozent des Kalziums in Knochen und Zähnen, es wirkt aber auch als Botenstoff im Zellstoffwechsel. Kalzium trägt zu deiner normalen Muskelfunktion, einem normalen Energiestoffwechsel, der normalen Funktion von Verdauungsenzymen und zur normalen Blutgerinnung bei.

Täglich: Der tägliche Kalziumbedarf liegt laut DGE für Erwachsene bei 1.000 Milligramm. Bei Laktoseintoleranz ist eine Nahrungsergänzung ratsam.

Allroundtalent: Magnesium

Magnesium in Form von Vollkorn, Hülsenfrüchten, Sojabohnen und Nüssen gehört ebenfalls täglich auf deinen Speiseplan. Weizenkleie punktet sogar mit 600 Milligramm pro 100 Gramm. Das Mineral ist ein wichtiger Baustoff für das Knochengerüst, für die Reizleitung in deinen Nervenzellen, trägt zur normalen Funktion der Muskeln und zum Gleichgewicht der Elektrolyte bei. Studien zufolge spielt Magnesium eine wichtige Rolle bei der Vorsorge koronarer Herzkrankheiten und Diabetes. Bekannt ist die therapeutische Anwendung auch bei Migräne oder Asthma.

Empfehlung: Die DGE rät Erwachsenen ab 25 Jahren zu 350 Milligramm Magnesium täglich, Schwangeren zu 310 Milligramm/Tag, bei Stillenden sind 390 Milligramm/Tag ratsam.

Abwehrkünstler: Zink

Fleisch, Hülsenfrüchte, Milch- und Vollkornprodukte sowie Meeresfrüchte liefern dir reichlich Zink. Spitzenreiter sind Austern mit mehr als 50 Milligramm pro Kilo. Das Spurenelement ist am Zuckerstoffwechsel beteiligt, sorgt für die Bildung von Antikörpern und Hormonen und stärkt die Abwehrkraft. Zink trägt auch zu einem normalen Fettstoffwechsel bei und schützt die Zellen vor oxidativem Stress. Wie die Nationale Verzehrsstudie (NVS II) ergab, erreichen unter den Senioren im deutschsprachigen Raum 44 Prozent der Männer und 27 Prozent der Frauen die empfohlene tägliche Zinkzufuhr nicht.

Empfehlung: Laut DGE brauchen erwachsene Männer täglich mindestens 11 Milligramm Zink und Frauen mindestens sieben Milligramm. Mindestens neun Milligramm sollten Schwangere ab dem zweiten Trimester aufnehmen, Stillende mindestens 11 Milligramm.

Sauerstoff-Booster: Eisen

Viele sind müde, auch wenn draußen die Sonne lacht. Wenn du nicht nur vorübergehend, sondern ständig schlapp bist, könnte ein Eisenmangel die Ursache dafür sein. Das Spurenelement steckt in Leber, Fleisch und Wurst, aber auch in Sojabohnen, Hirse oder Linsen. Es ist wichtig für die Entgiftung und die Bildung des Blutfarbstoffs Hämoglobin. Ist zu wenig davon in deinem Blut, können die Körperzellen nicht ausreichend mit Sauerstoff versorgt werden.

!

Wird Eisen zusammen mit Vitaminen aufgenommen, kann der Körper das Spurenelement besser verwerten.

Empfehlung: Täglich 10 Milligramm Eisen lautet die DGE-Empfehlung für Männer und Frauen. Für menstruierende Frauen sind es 15 Milligramm, in der Schwangerschaft 30 Milligramm sowie für Stillende 20 Milligramm.

Dirigent im Energiestoffwechsel: Vitamin C

Keine Frage, Vitamin C ist Lebenselixier und Abwehrkraft pur. Das bekannte Antioxidans trägt zu deinem normalen Energie-Stoffwechsel bei, wirkt gegen Müdigkeit und schützt deine Zellen vor oxidativem Stress. Mit geballter Power steckt das Vitamin unmittelbar unter der Schale von Obst und Gemüse, allen voran schwarze Johannisbeeren, Paprika, Brokkoli, Apfelsinen, Erdbeeren und Kiwis.

Empfehlung: Die DGE empfiehlt für erwachsene Männer täglich 110 Milligramm Vitamin C, für erwachsene Frauen 95 Milligramm, für Schwangere ab dem vierten Monat 105 Milligramm und für Stillende 125 Milligramm.

Trumpf für Nerven und Gefäße: Vitamin B12

Auch Vitamin B12, das Cobalamin, ist unverzichtbar für dein Nervensystem, für Zellteilung, Wachstum und die Blutbildung. Als Gegenspieler des Homocysteins, das Gefäßverkalkungen verursacht, ist es insbesondere auch für die Elastizität deiner Blutgefäße wichtig. Hauptquellen sind Innereien wie Rinder- und Kalbsleber, Hefe, Leberwurst, Hering, Lachs, Meeresfrüchte, Milchprodukte und Eier. Dies ist mit Grund dafür, warum die B12-Versorgung bei Veganern als kritisch eingestuft beziehungsweise je nach Situation eine Nahrungsergänzung empfohlen wird. Im Alter verschlechtert sich übrigens die Aufnahme des Vitamins und Studien zufolge ist davon auszugehen, dass jeder Vierte der Generation 65 plus nicht ausreichend versorgt ist.

Empfehlung: Für Erwachsene benennt die DGE einen Schätzwert von täglich vier Mikrogramm Vitamin B12, eine angemessene Vitamin-B12-Zufuhr in der Schwangerschaft wird mit 4,5 Mikrogramm und für Stillende mit 5,5 Mikrogramm angegeben.

!

Führende Fachgesellschaften empfehlen übereinstimmend, Vitamin D als Nahrungsergänzung zu sich zu nehmen.

Zellnahrung: Vitamin D

Ein Vitalstoff kommt quasi direkt aus dem Himmel zu uns: Mithilfe von Sonnenlicht wird in deiner Haut Vitamin D gebildet. Diese Fähigkeit unseres Körpers kann sich im Alter leider um rund 75 Prozent reduzieren. In Lebensmitteln findet sich das als Sonnenhormon bezeichnete Vitamin kaum, und da es als ganzheitlicher Gesundheitsfaktor gilt, wird empfohlen, es als Nahrungsergänzung einzunehmen. Der Hintergrund ist, dass fast alle zellulären Prozesse von der Vitamin-D-Wirkung koreguliert werden. Vor allem Übergewichtigen, Diabetikern und Menschen mit hoher Infektanfälligkeit raten Experten, ihren Vitamin-D-Spiegel im Blut bestimmen zu lassen (25(OH)D-Wert). Der Blutspiegel, der mindestens erreicht werden sollte, liegt bei 50 nmol/l.

Empfehlung: Bei fehlender Synthese über das Sonnenlicht, also insbesondere im Winter, sollten Erwachsene täglich 20 Mikrogramm Vitamin D zuführen (ein µg entspricht 40 Internationalen Einheiten). Da dies über die Ernährung nicht möglich ist, sollte die Dosierung einer Nahrungsergänzung mit dem Arzt individuell abgestimmt werden.

Das Richtige trinken

Wasser – unser Lebenselixier

Dein Körper besteht zu fast 70 Prozent aus Wasser. Flüssigkeit ist im wahrsten Wortsinn der Quell deines Körpers. Aber wie viel davon brauchst du wirklich? Welche Getränke können Beschwerden lindern und welche Krankheiten am besten vorbeugen?

Insgesamt befinden sich zwei Drittel aller Körperflüssigkeiten in deinen Zellen, der Rest verteilt sich auf Gewebe und Gefäße. Den Flüssigkeitshaushalt im Gleichgewicht zu halten, ist Aufgabe der Nieren. Und natürlich hast du womöglich schon mehrfach den Rat gehört: Trinke bitte ausreichend! Ohne Wasser können keine Nährstoffe oder Abbauprodukte des Stoffwechsels transportiert, kann deine Körpertemperatur nicht reguliert werden. Bei einem Flüssigkeitsmangel wird Blut und Geweben zunehmend Wasser entzogen. Das Blut dickt ein und kann nicht mehr richtig zirkulieren. Das wiederum reduziert die Sauerstoff- und Nährstoffversorgung von Muskel- und Gehirnzellen. Gleichzeitig wird weniger Schweiß und Urin ausgeschieden und in der Folge werden weniger Schadstoffe aus dem Körper ausgeleitet.

Flüssigkeitsverlust hat dramatische Folgen

- Ein Wasserverlust im Körper von ein bis zwei Prozent hat eine sinkende Konzentration und Ausdauer sowie eine verminderte Durchblutung der Gelenke zur Folge.
- Die Produktion von Speichel und Harn geht ab einem Wasserverlust von rund drei Prozent zurück.
- Kopfschmerzen, Schwindel, Atemnot, beschleunigter Herzschlag, steigender Puls und Schwierigkeiten beim Gehen charakterisieren einen Wasserverlust von fünf bis 10 Prozent.
- Bei einem Wasserverlust von mehr als 10 Prozent sind Sehstörungen, Schluckstörungen, Verwirrtheit und trockene Haut mit Faltenbildung möglich.
- Herz-Kreislauf- und Nierenversagen bis hin zum Tod sind Konsequenzen eines Wasserverlustes von mehr als 20 Prozent.

In seiner Not kann dein Körper jedoch nicht, wie etwa beim Mangel an fester Nahrung, auf irgendwelche Reserven zurückgreifen. Er kann lediglich vorhandenes Restwasser umverteilen. Dazu wird Wasser als Transportmittel eingespart, daher können Hormone, Botenstoffe und gelöste Feststoffe ihr Ziel in deinem Organismus nicht mehr erreichen. Die sich verengenden Blutgefäße lassen den Blutdruck ansteigen – ein Zeichen für das verzweifelte Bemühen des Körpers, noch vorhandene geringe Wassermengen mit erhöhtem Druck in die Zellen zu pressen. Langfristig kann eine chronische Dehydration auch zu Arthrose, Diabetes und chronischen Schmerzen führen.

1,5 bis 2 Liter täglich

!

Trinke morgens nach dem Aufstehen als erstes ein großes Glas Wasser, um den Flüssigkeitsverlust über Nacht auszugleichen.

Eine forsa-Umfrage im Auftrag der Techniker Krankenkasse ergab, dass mindestens jeder Dritte bei Stress zu wenig trinkt. Verliert ein Erwachsener ohnehin täglich rund 1,5 bis zwei Liter Flüssigkeit, kann es bei großer Wärme und hochsommerlichen Temperaturen auch deutlich mehr sein, denn bei Hitze versucht der Körper durch vermehrtes Schwitzen die Körpertemperatur zu regulieren und verliert so Flüssigkeit und Mineralstoffe (Elektrolyte). Mit den Jahren verlangsamt sich die Regulierung der Körpertemperatur, auch das Durstgefühl nimmt ab.

Alles in allem sollten körperlich nicht schwer arbeitende, gesunde Erwachsene ca. 1,5 bis zwei Liter pro Tag (Wasser, Kräutertees, Saftschorlen etc.) anpeilen. Statt üblicher Mineralwässer sind auch Heilwässer zu empfehlen, die sich durch ihren besonderen Gehalt an basischem Hydrogencarbonat auszeichnen, das die Ausscheidung von Natrium unterstützen kann. Laut Deutscher Hochdruckliga ist es aber nicht sinnvoll, mehr als zwei bis maximal drei Liter Flüssigkeit pro Tag aufzunehmen. Denn da der Körper nur eine bestimmte Menge Flüssigkeit wieder ausscheiden kann, kann es mitunter gesundheitsschädlich sein, zu viel zu

Energy-Drinks: Herz in Not

Viele Jugendliche greifen täglich zu Energy-Drinks – das sind gefährliche Verursacher von Herzrasen und Bluthochdruck. Etwa 80 Milligramm Koffein stecken in nur 250 Millilitern. Einzeln betrachtet keine gefährliche Dosis. Aber viele Kinder und Jugendliche trinken häufig mehrere der Erfrischungsgetränke und das rasch hintereinander. Dabei kommen riskant hohe Mengen an Koffein zusammen.

Wichtig: In wissenschaftlichen Studien werden maximal drei Milligramm Koffein pro Kilogramm Körpergewicht als tägliche Höchstdosis empfohlen.

trinken. Herz-, Nieren- und Leberpatienten sollten sich von ihrem Arzt über die richtige Trinkmenge beraten lassen.

Trendfood Kokoswasser

Wie in der Gewürzwelt darfst du auch bei der Suche nach alternativen Getränken exotisch experimentieren. Noch vor wenigen Jahren hatten die Kokosnuss und Produkte daraus kaum Anhänger. Inzwischen gilt nicht nur das Öl der Steinfrucht als Trendfood, sondern auch Kokosmehl, Kokosmus, Kokosmilch und Kokoswasser. Das Besondere am fast klaren Wasser aus der noch unreifen Kokosnuss: Es stellt ein natürliches isotonisches Getränk dar und liefert neben reichlich Kalium (um ca. 2.000 mg/l und damit das 100-Fache und mehr als ein gutes Mineralwasser) auch wertvolle Aminosäuren. Zudem Kalzium und Magnesium in einem physiologisch günstigen Verhältnis. Bereits im Jahr 2005 veröffentlichte Studien zeigten, dass der regelmäßige Kokoswasserkonsum bei mehr als 70 Prozent der Probanden einen signifikant positiven Einfluss auf die Blutdruckwerte hatte.

!

Kokoswasser ist ein optimaler erfrischender Durstlöscher, insbesondere bei starkem Schwitzen.

Vorsorgen mit Hibiskustee

Hier kommt eine gute Nachricht für alle Teetrinker: Amerikanische Studien zeigten gute Effekte auf den Blutdruck 30- bis 70-jähriger Erwachsener, die keine blutdrucksenkenden Medikamente einnahmen, durch den Konsum von Hibiskustee. Nach sechs Wochen senkte dieser den systolischen Blutdruck im Vergleich zu Placebo durchschnittlich um beachtliche 7,2 mmHg. Teilnehmer mit höheren Ausgangswerten sprachen sogar noch stärker auf den Tee an. Auch die Ergebnisse weiterer Studien deuten darauf hin, dass der tägliche Verzehr von etwa drei Tassen Hibiskustee den Blutdruck bei Erwachsenen mit leichtem Bluthochdruck positiv beeinflussen beziehungsweise innerhalb der Gesundheitsvorsorge sinnvoll sein kann.

Abnehmen mit grünem Tee

An dieser Stelle müssen natürlich auch die entzündungshemmenden und antioxidativen Eigenschaften von grünem Tee gewürdigt werden. Seine wertvollen Polyphenole – insbesondere der Hauptinhaltsstoff EGCG (Epigallo-Catechingallat) – können deine Blutfettwerte verbessern, Gefäßleiden entgegenwirken und deine Blutgefäße elastisch halten, wie Studien belegen. Weitere Untersuchungen zeigten, dass grüner Tee auch beim Abnehmen helfen kann, weil er den Fettstoffwechsel unterstützt und den Stoffwechsel anregen kann. Das Getränk mit einer Geschichte von mehr als 5.000 Jahren ist damit angesagter denn je. Grüner Tee wird übrigens von derselben Pflanze (Camellia sinensis) gewonnen wie schwarzer Tee. Seine Blätter werden aber nicht fermentiert, wie es beim Schwarztee der Fall ist, sodass die gesundheitsfördernden Inhaltsstoffe erhalten bleiben.

Kaffee ist kein Tabu

Du bist eher der Kaffeegenießer? Da wird es dich freuen, dass die pauschale Aussage, Kaffee sei schädlich, nicht richtig ist. Ein bis zwei Tassen sind auch für Menschen mit gut eingestelltem Bluthochdruck durchaus möglich. Über deine individuelle Situation sprich bitte mit deinem Arzt.

Wichtig: Vor einer Blutdruckkontrolle sollte kein Kaffee getrunken werden, da er den Wert kurzzeitig um 10 bis 15 mmHg nach oben verschieben kann.

Apfelessig-Mistel-Trunk

Wer sich durch die naturheilkundliche Literatur wälzt, wird in Zusammenhang mit Bluthochdruck auch auf Mistelrezepturen stoßen. Einen Apfelessig-Mistel-Trunk empfahl die deutsche Ärztin Dr. med. Veronica Carstens (1923 bis 2012) ihren Patienten – mit großem Erfolg. Die Wirkstoffe der Mistel sind seit altersher als Mittel für Herz und Kreislauf berühmt und können einer Arterienverkalkung entgegenwirken. Auch Apfelessig ist ein altes Hausmittel zur Normalisierung des Säure-Basen-Haushalts.

Für eine große Tasse brauchst du:

- 2 TL Mistelblätter
- 2 TL Apfelessig
- nach Bedarf 1 TL Honig

Zutaten mit einer großen Tasse Wasser kalt ansetzen und acht Stunden (über Nacht) ziehen lassen. Am Morgen abseihen und über den Tag verteilt jeweils ein Schnapsgläschen davon trinken. Wer mag, kann den Trunk mit natriumarmem Mineralwasser verdünnen.

Quelle: Karl und Veronica Carstens-Stiftung, Essen/carstens-stiftung.de (letzter Zugriff 10. Juli 2019)

Bioaktive Proteine aus Buttermilch

Buttermilch entsteht als Nebenprodukt bei der Butterherstellung – und ist nicht nur lecker, sondern auch gesund. Verschiedenen Untersuchungen zufolge kann die proteinhaltige Milchfettkügelchen-Membran (MFGM, *milk fat globule membrane*) von Buttermilch gesundheitsfördernde Effekte entfalten, unter anderem weist sie cholesterinsenkende Eigenschaften auf. In einer placebokontrollierten Studie mit Männern und Frauen mit hoch normalem Blutdruck konnte durch den täglichen Verzehr von Buttermilch über einen Zeitraum von vier Wochen der systolische Blutdruck um 2,6 mmHg gesenkt werden. Dafür tranken die Probanden täglich nur 45 Milliliter Buttermilch, das sind gerade mal zwei Schnapsgläser voll. Die Forscher um Dr. Valérie Conway vom kanadischen Forschungszentrum für Milchwissenschaft und -technologie STELA gehen davon aus, dass die besonderen bioaktiven Proteine in Buttermilch als Teil einer gesunden Ernährung die Blutfettwerte und so auch den Blutdruck positiv beeinflussen können.

Miesepeter Alkohol: Schon in Maßen gefährlich

Völlig anders sieht das Bild bei hohem Alkoholkonsum aus, der den Anstieg des Blutdrucks, wie auch kardiovaskuläre Erkrankungen und ein höheres Sterberisiko provozieren kann. Eine neue Studie, die Ende März 2019 von Forschern der Wake Forest-Universität in North Carolina vorgestellt wurde, kommt zu dem Schluss, dass bereits ein moderater Alkoholkonsum von sieben bis 13 Drinks pro Woche das Hochdruckrisiko substanziell erhöht. Diese Ergebnisse stehen im Gegensatz zu früheren Studien, in denen mäßiges Trinken mit einem geringeren Risiko für einige Formen von Herzerkrankungen in Verbindung gebracht wurde und deren Ergbnisse nahelegen, dass es möglicherweise sogar

!

Auch wenn es so manchem mundet: Alkohol ist Gift für deine rund 100 Billionen Körperzellen – und für den Blutdruck.

Bereits mäßiger Alkoholkonsum kann den Blutdruck erhöhen.

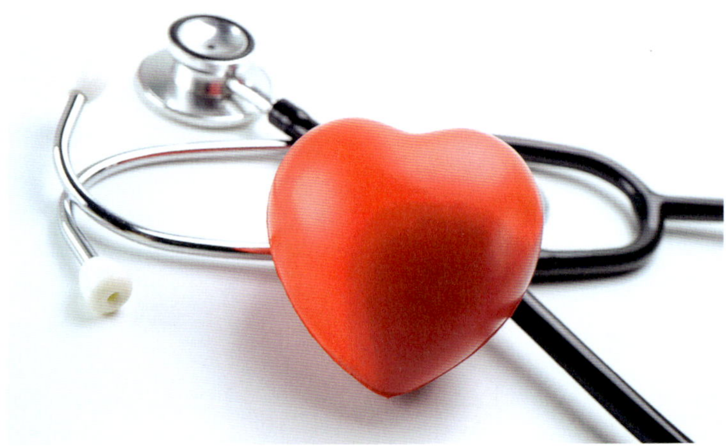

günstig für das Herz-Kreislauf-System sei. Dabei galten folgende Richtwerte für die Aufnahme von reinem Alkohol als tolerierbar: bei Männern nicht mehr als 20 Gramm pro Tag, das entspricht etwa einem halben Liter Bier oder 200 Millilitern Wein, bei Frauen die Hälfte, also nicht mehr als 10 Gramm pro Tag, das entspricht etwa einem Viertelliter Bier oder 100 Millilitern Wein.

Da kommt die Auswertung der Trinkgewohnheiten von mehr als 17.000 Probanden, die hinsichtlich Hypertonie überwacht wurden, leider als Spaßbremse daher. Denn wegdiskutieren lassen sich die Ergebnisse nicht: Bereits für gemäßigte Trinker (sieben bis 13 Drinks über die Woche verteilt) resultierte ein um 53 Prozent höheres Risiko für einen nach europäischer Definition hoch normalen Blutdruck und ein doppelt so hohes Risiko für Hypertonie Grad 1. Hoher Alkoholkonsum (14 und mehr Drinks pro Woche) bedeutete sogar ein um 69 Prozent erhöhtes Risiko für hoch normale Werte und ein 2,4-fach erhöhtes Risiko für Hypertonie Grad 1. „Ich denke, dies wird ein Wendepunkt für die klinische Praxis sowie für die zukünftige Forschung, Ausbildung und Gesundheitspolitik in Bezug auf Alkoholkonsum sein", so Studienautor Dr. Amer Aladin. „Es ist die erste Studie, die zeigt, dass sowohl schwerer als auch mäßiger Alkoholkonsum den Bluthochdruck erhöhen kann."

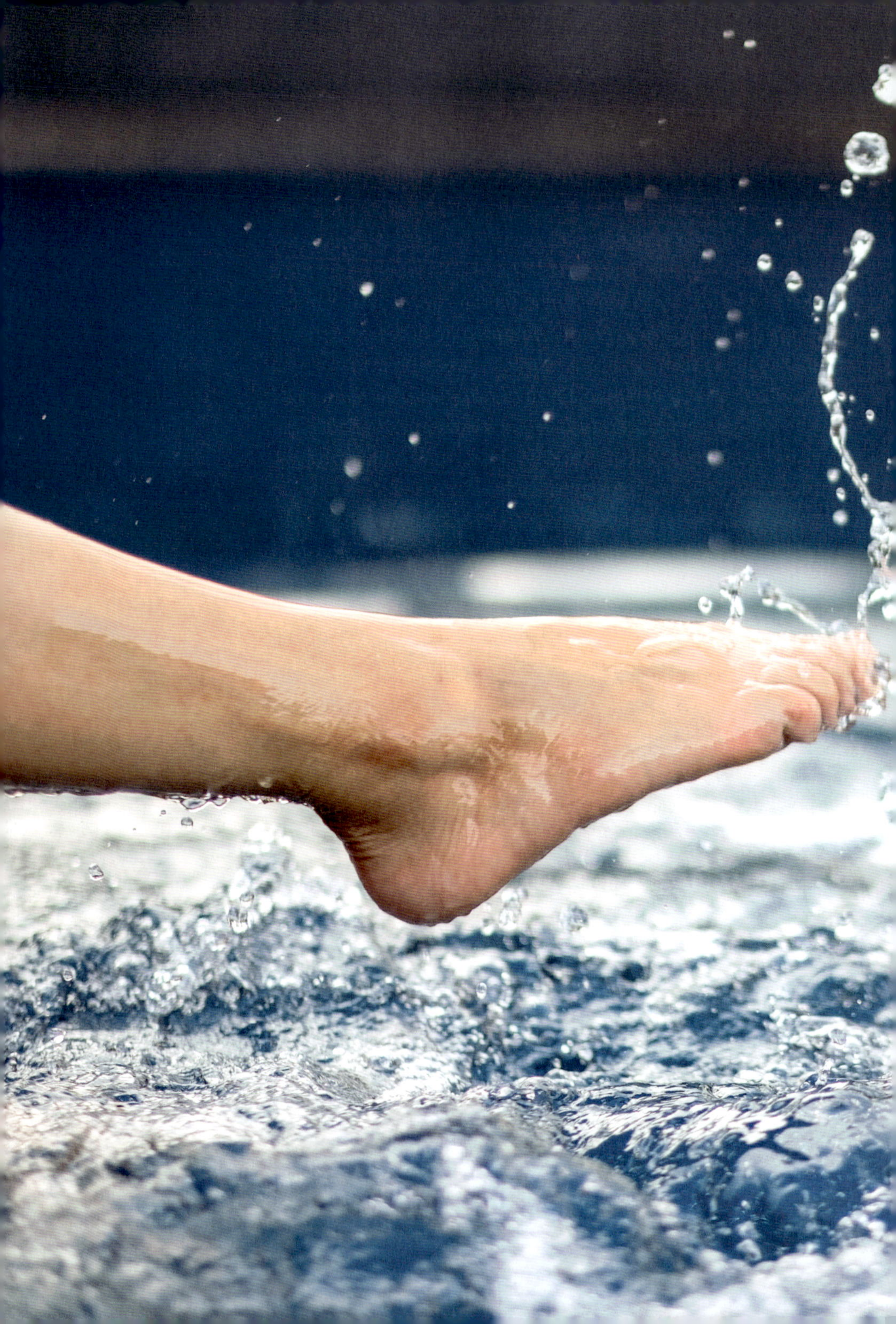

DEINE NATUR … SCHENKT GEFÄSSENERGIE

Um ganz natürlich auf deinen Blutdruck zu wirken, stehen Maßnahmen aus der Wassertherapie, die Heilkraft der Pflanzen oder auch eine Neuraltherapie zur Beseitigung von Störfeldern für dich bereit. All diese Verfahren können dir ganzheitlich zu einer neuen Balance verhelfen und dein Bewusstsein für deinen Blutdruck erhöhen – und auch Begleiterkrankungen bei Bluthochdruck positiv beeinflussen.

> *Die wirksamste Medizin ist die natürliche Heilkraft, die im Inneren eines jeden von uns liegt.*
>
> HIppokrates von Kos (griechischer Arzt, 460 bis etwa 377 v. Chr.)

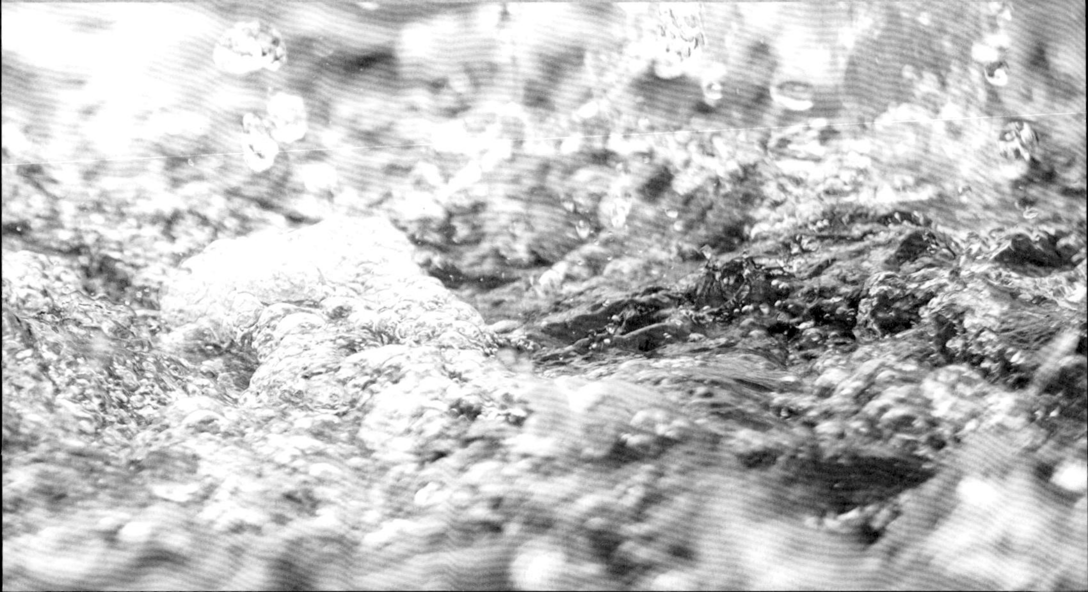

Experteninterview Natur und Druck

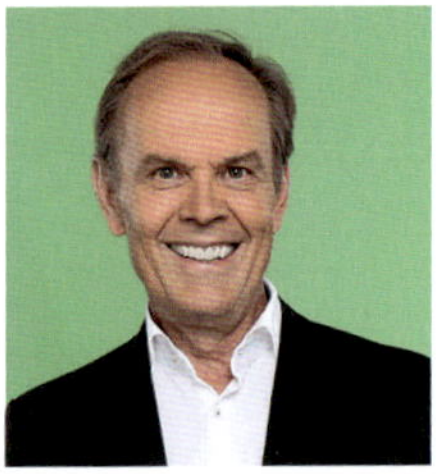

Dr. Dr. med.
Winfried Miller

Interview mit Dr. Dr. med. Winfried Miller

- Facharzt für Allgemeinmedizin und Naturheilverfahren
- Experte für integrative Onkologie mit der Philosophie: Zeit ist das Kostbarste, was man einem Kranken gegenüber aufbringen kann.

„Wasseranwendungen schaffen einen körperlichen und seelischen Ausgleich"

Hippokrates von Kos war überzeugt, nicht der Arzt heilt, sondern die Natur: „Der Arzt kann nur ihr getreuer Diener und Helfer sein, er wird von ihr, niemals aber die Natur von ihm lernen." Gilt das bis heute?

Seit Menschengedenken sind wir wohl immer wieder sprachlos, wenn etwas unsere Vorstellungskraft übersteigt, wie etwa eine Genesung, an die man aus rein schulmedizinischer Sicht nicht mehr geglaubt hat. Unser Organismus ist einfach unbeschreiblich komplex und von der Natur bis in die kleinste Einheit auf wunderbare Weise angelegt. Und bis heute hat die Wissenschaft die Geheimnisse der Naturprinzipien nicht vollständig enträtselt. Trotzdem zweifeln wir oft an der natürlichen Kraft der Selbstregulation. Daran, dass der Organismus immer den für ihn bestmöglichen Weg wählt, sich an äußere Gegebenheiten anzupassen beziehungsweise trotz aller Widrigkeiten zu überleben. Die Wiederherstellung des inneren Gleichgewichts aus der Gesamt-

!

„Zeit ist das Kostbarste, was man einem Kranken gegenüber aufbringen kann."

heit von Körper, Seele und Geist kann Gesundheitsstörungen dauerhaft vorbeugen und bestehende Beschwerden lindern. Diesen Ansatz hat die Naturheilkunde der Schulmedizin immer noch voraus, weil sie nicht wie die Schulmedizin krankheitsorientiert denkt. Sie sieht stets den ganzen Menschen und vordergründig, was seine Gesundheit fördern kann. Was alleine aus dieser Haltung heraus möglich werden kann, lerne ich selbst jeden Tag von meinen Patienten.

Da muss ich an den Wasserdoktor Sebastian Kneipp denken, der allem Gegenwind zum Trotz Leben und Gesundheit immer in Einklang mit der Natur gesehen hat. Basierend auf den Elementen Ernährung, Bewegung, Ordnung, Heilpflanzen und Wassertherapie ...

Und der war ja selbst Ende der 1840er-, Anfang der 1850er-Jahre mit Lungentuberkulose so krank, dass ihn die Ärzte schon aufgegeben hatten. Er begann mit Tauchbädern, fühlte sich danach gestärkt und machte deswegen unermüdlich weiter. Er war sich sicher, dass das Wasser ihn heilen wird. Genau so kam es auch, er hat danach noch fast 50 Jahre gelebt. Auch von seinen Erkenntnissen profitieren wir heute in der Behandlung von Bluthochdruck. Vor allem bei den Wasseranwendungen, die einen körperlichen und seelischen Ausgleich schaffen können.

Was passiert in den Gefäßen durch Wassertherapie?

Wasseranwendungen entlasten die Gefäße und können einen blutdrucksenkenden Effekt entfalten, etwa durch Armtauchbäder. Normalerweise sind vorrangig größere Gefäße gut durchblutet. Wechselwarme Reize lassen den Blutstrom aber auch in feinen Gefäßen anschwellen. Diese werden quasi durch den Temperaturreiz trainiert geöffnet, in der Folge große Adern entlastet. Die Umsetzung ist relativ einfach: Sie geben 35 Grad warmes Wasser in das Waschbecken oder eine mittelgroße Wanne und legen die gekreuzten Unterarme fünf Minuten lang hinein. Danach lässt man 10 bis 15 Grad kühles Wasser über die Unterarme laufen. Dieser Vorgang wird als Wechselbad mehrmals wiederholt. Man kann auch Unterschenkelgüsse in der Dusche machen. Allerdings drucklos – also nur mit dem Schlauch ausgeführt. Und das Wasser muss bei Güssen immer von der Herzferne langsam in Richtung der Herznähe geführt werden.

Welche Folgen hätte unkoordiniertes und druckvolles Abbrausen?
Zu viel Druck signalisiert immer Stress, auch bei Wasseranwendungen. Deswegen hat man ja früher Gießkannen für die Unterschenkelgüsse verwendet, damit kein Druck auf die Haut ausgeübt wird. Natürlich darf man Wasseranwendungen bei Bluthochdruck auch nicht überschätzen, aber sie sind durchaus – regelmäßig vorzugsweise am Abend durchgeführt – eine sehr gute ergänzende Unterstützung. Das zeigen auch Beobachtungsstudien bei leichter bis mittelschwerer Hypertonie. Wem es angenehm ist, der kann die Güsse mehrmals am Tag machen.

Ist von starken Kältereizen bei Bluthochdruck nicht eher abzuraten?
Deswegen soll bei Wechselbädern das Wasser ja auch nicht eiskalt, sondern kühl temperiert sein. Von ganz kalten Tauchbädern, zum Beispiel beim Saunieren, muss dagegen bei Hypertonus tatsächlich dringend abgeraten werden, weil daraus enorme Blutdruckspitzen resultieren. Auch Patienten mit schlecht eingestelltem Blutdruck sollten nicht saunieren. In allen anderen Fällen hat das Saunabad aber durchaus gute Effekte. In Untersuchungen konnte man zum Beispiel zeigen, dass sich nach drei Monaten regelmäßigen Saunabesuchs der mittlere funktionelle Gefäßquerschnitt an den Extremitäten um 22 Prozent erhöht hat, nach drei Jahren um weitere 10 Prozent und nach fünf Jahren um insgesamt 40 Prozent gegenüber dem Zustand vor den Saunabesuchen. Langfristig hat Saunieren also ähnlich gesund-

heitsfördernde Auswirkungen wie ein regelmäßiges Ausdauertraining. Wichtig ist aber, als Einsteiger langsam zu beginnen und nicht gleich in eine 90-Grad-Sauna bei nahezu null Prozent Luftfeuchtigkeit zu gehen.

Sondern?
Ich empfehle Bio- oder Dampfsaunen mit 45 oder 60 Grad Celsius, die haben auch eine höhere Luftfeuchtigkeit. Schon durch leichtes Schwitzen weiten sich die Arterien. Der Blutdruck sinkt und das Herz wird besser mit Sauerstoff und Nährstoffen versorgt, der Herzmuskel entlastet. Man sollte sich auch in der Bio-Sauna nicht zwingen, möglichst lange drinnen zu bleiben, für den Anfang reichen etwa fünf Minuten aus. Das kann man dann langsam steigern. Wer sich nicht sicher ist, spricht sich am besten mit seinem Arzt ab.

> !
> „Langfristig hat Saunieren also ähnlich gesundheitsfördernde Auswirkungen wie ein regelmäßiges Ausdauertraining."

Gibt es im Bereich der Ganzheitsmedizin ebenfalls Verfahren, die solche regulierenden Effekte auf den Blutdruck entfalten können?
Ich wende bei meinen Bluthochdruckpatienten häufig eine Ganzkörperakupunktur an. Die traditionelle chinesische Medizin geht bei Hochdruck von einem Yang-Überschuss aus. Deswegen hat sie das Ziel, die Energien wieder auszugleichen. Die Deutsche Ärztegesellschaft für Akupunktur e.V. (DÄGfA) mit Sitz in München hat hierzu übrigens eine Studie durchgeführt. Die Teilnehmer bekamen sechs Wochen lang Akupunktur. Zu Studienende hatte sich der systolische Wert um 5,4 mmHg, der diastolische im Durchschnitt um drei mmHg abgesenkt. Allerdings kehrte mit Beendigung der Behandlung der Blutdruck auch wieder zu den Ausgangswerten zurück. Ich sehe die Akupunktur deswegen ergänzend und temporär eingesetzt als gute Überbrückungsmaßnahme, die ein- bis zweimal in der Woche hilfreich sein kann, bis andere Maßnahmen – wie beispielsweise bei der Umstellung des Lebensstils – dauerhaft greifen.

Zu den mit Bluthochdruck in Verbindung stehenden Risikofaktoren gehören auch chronische Entzündungen. Diese lassen sich nicht nur über den Lebensstil erklären, sondern können ihren Ursprung auch konkret in anderen Körperbereichen haben, an die man nicht sofort denkt?

Das ist richtig. Wir reden in der Naturheilkunde von Störfeldern. Das sind chronische, stumme Entzündungen oder energetisch gestörte Bereiche, die wiederum in verschiedene Körperregionen eine Fernwirkung haben können. Und welche die Selbstregulationsfähigkeit und auch den Herzrhythmus beeinflussen können. Oft finden wir solche Störfelder im Bereich des Kiefergelenks oder der Nasennebenhöhlen. Zweithäufigste Lokalisation ist der Bauchraum beziehungsweise der Darm. Mit der Neuraltherapie nach Ferdinand Huneke können wir den Körper in die Lage bringen, dass er sich wieder selber helfen kann. Dazu wird an bestimmten Punkten im Bereich der Störfelder ein Lokalanästhetikum gespritzt. Als Heilungsreiz, auf den der Körper über das neurovegetative Nervensystem reagiert – auf körperlicher, aber auch psychisch-seelischer Ebene. Die Methode wird auch als Reiz-Regulations-Therapie bezeichnet. Und wenn man dabei die richtigen Störfelder ausschaltet, lässt sich über diesen Weg auch nachhaltig der Blutdruck senken. Oft reichen schon wenige Sitzungen aus. Auch Einflüsse von Umweltstressoren kann man so gezielt behandeln, damit belastende Umweltfaktoren vom Organismus wieder eher toleriert werden.

„Vitalstoffe wie Magnesium, Kalium und Vitamin D sind nicht zu unterschätzen“

Für die naturheilkundlichen Maßnahmen wie die Wassertherapie und das Saunieren haben Sie beschrieben, dass sich die Behandlungserfolge über die positiven Effekte direkt auf die Gefäße erklären. Können diese auch von bestimmten Vitalstoffen beziehungsweise Nahrungsergänzungen profitieren?
Eine Option, den Stoffwechsel der Arterieninnenwände wieder herzustellen, ist die hochdosierte orale Gabe des Eiweißbausteins L-Arginin, eine Vorstufe von Stickstoffmonoxid. Beispielsweise mit einer Tagesdosis von zwei- bis dreimal 1.200 Milligramm. Eine gesunde Arterie setzt nämlich Stickstoffmonoxid frei, das die Adern entspannt und damit den Blutdruck natürlicherweise reguliert. Ist der Stoffwechsel an der Arterieninnenwand allerdings gestört, wird vor allem auch die Freisetzung von Stickstoffmonoxid verhindert. Durch eine Einnahme von L-Arginin kann sich auf natürlichem Weg die Freisetzung des Stickstoffmonoxids wieder normalisieren und damit auch der Blutdruck. L-Arginin kennt jeder, es steckt in vielen verschiedenen Lebensmitteln wie Fleisch und Fisch oder Milchprodukten und Nüssen.

Hochdosiert als Nahrungsergänzung sollte es aber ärztlich kontrolliert und zeitlich begrenzt genommen werden ...
Richtig, auch wenn bereits Blutdruckmittel eingenommen werden, ist eine zusätzliche Einnahme von Nahrungsergänzungen natürlich ebenfalls immer mit dem Arzt oder Therapeuten abzustimmen. Oft sehen wir bei den Patienten parallel weitere Mangelzustände etwa an B-Vitaminen. Dann sind Kombinationspräparate sinnvoll. Meiner Erfahrung nach ist L-Arginin besonders bei hoch normalem Blutdruck und im Stadium 1 mit Werten bis 159 systolisch und 99 diastolisch wirklich effektiv und oft eine sanfte Alternative. Im *American Journal of Clinical Nutrition* wurde

zu diesem Thema eine umfangreiche Metaanalyse veröffentlicht. Die Ergebnisse zeigten, dass eine Arginin-Gabe die Durchblutung durch Erweiterung der Gefäße verbessern konnte. Entzündungen und Gefäßablagerungen wurde entgegengewirkt, Arteriosklerose vorgebeugt. Wird rechtzeitig reagiert, zum Beispiel mit Nahrungsergänzungen, kommt der Patient oft erst gar nicht in die Situation, medikamentös versorgt werden zu müssen.

Wenn wir schon dabei sind … ich denke gerade auch an Magnesium – ein für den Blutdruck ebenfalls vernachlässigter Vitalstoff? Ich meine, bei Nahrungsergänzungen scheiden sich ja generell oft die Geister …

Ich denke, dass man weder Magnesium noch beispielsweise Kalium hinsichtlich des Blutdrucks und der Stabilisierung des Herzrhythmus unterschätzen sollte. Auch nicht als Schulmediziner. Ich nehme selbst täglich 300 Milligramm Magnesium, weil es auch zum Elektrolytgleichgewicht im Körper und zu einem normalen Energiestoffwechsel beiträgt. Wie auch zu einer normalen Funktion des Nervensystems. All diese Effekte von Magnesium als essenziellem Mineralstoff, der dem Körper zugeführt werden muss, sind inzwischen in zahlreichen Studien beschrieben. Die meisten denken nur bei Muskelkrämpfen in den Extremitäten an Magnesium. Ein Mangel kann aber auch zu Herzrhythmusstörungen und Bluthochdruck führen. Und nicht immer lässt sich ein Defizit rein über eine ausgewogene Ernährung ausgleichen. Vor allem auch, weil Stress oder intensive regelmäßige körperliche Aktivität und große Hitze den Bedarf erhöhen. Ich sehe eine gezielte Vitalstoffgabe, abgestimmt auf die individuelle Situation, als sehr sinnvoll an.

> !
>
> „Ich sehe eine gezielte Vitalstoffgabe, abgestimmt auf die individuelle Situation, als sehr sinnvoll an."

Was halten Sie im Vorfeld von einer Vitalstoffanalyse?

Auch mit einer Vitalstoffanalyse sehen wir nie die ganze Wahrheit. Damit messen wir ja nur das, was im Blut in dem Moment vorhanden ist. Ich erfahre aber nicht, wie es insgesamt wirklich in den Zellen ausschaut. Ich bevorzuge in unserer Praxis daher die therapeutische Diagnose. Das heißt, wenn mir der Patient seine persönliche Lage, seinen Lebensstil und die Symptomatik geschildert hat, kann ich in der Regel daraus Rückschlüsse auch hinsichtlich seiner Nährstoffversorgung ziehen. Wir besprechen dann eine bestimmte Vitalstoffgabe und Dosierung, und wenn damit die Beschwerden deutlich besser werden, wissen wir, dass sich der Verdacht bestätigt hat. Dass zum Beispiel zu wenig Magnesium oder zu wenig Kalium vorhanden war. Natürlich schaue ich mir immer auch die Werte im Labor an, auch für Vitamin D (Seite 90). Insgesamt aber verlasse ich mich als Naturheilkundler nicht nur auf Messgrößen. Ich schaue auf Basis des Bildes, das ich von dem *ganzen* Menschen gewonnen habe, immer auch über den Tellerrand hinaus.

Für Vitamin D ist bekannt, dass wir es vor allem im Alter deutlich schlechter über die Haut synthetisieren. Dass es aber für die Gesamtregulation und unsere Abwehrkräfte enorm wichtig ist. Spielt es also auch für den Blutdruck eine Rolle?

Nicht nur das. Es steht auch in Verbindung mit Herz-Kreislauf-Erkrankungen und Diabetes vom Typ 2. Vitamin D ist ja eigentlich gar kein Vitamin, sondern ein Prohormon, also eine Vorstufe bestimmter Hormone. Den größten Teil produziert der Körper, wie Sie schon erwähnt haben, selbst mithilfe der UVB-Strahlung des Sonnenlichts. Und tatsächlich funktioniert das mit den Jahren immer weniger gut. Das Problem ist, wir spüren nicht, dass uns etwas fehlt. Ein Vitamin-D-Mangel löst keine bestimmten Symptome aus. Ob ein Mangel vorliegt, kann man aber über einen einfachen Bluttest klären. Und auch in diesem Fall gibt es sinnvolle Präparate. Studien haben gezeigt, dass eine ausreichende Ergänzung im präventiven Bereich den Blutdruck signifikant um zwei bis sechs mmHg zu senken vermag.

Bezogen auf Blutdruck und Herzgesundheit darf natürlich auch die Frage nach dem Weißdorn nicht fehlen.

Weißdorn wird seit Jahrhunderten in der Naturheilkunde traditionell als Herztonikum eingesetzt. Die Inhaltsstoffe der Pflanzenbestandteile wirken zwar nicht direkt auf den Blutdruck. Aber sie können die Durchblutung des Herzens und der Herzgefäße fördern und auf diese Weise die Herzleistung verbessern. Ich gebe Weißdorn immer dann, wenn der Patient Wassereinlagerungen hat, nachts mehrfach raus und Wasser lassen muss und ich aufgrund seiner Geschichte vermute, dass der Blutdruck schon längere Zeit erhöht ist und das Herz entsprechend an seine Leitungsgrenzen kommt. Empfohlen wird eine Tagesdosis von 300 bis 900 Milligramm, die man mindestens sechs Wochen lang einnehmen sollte.

Pflanzenkraft sollte ja auch einen großen Teil in unserer Ernährung ausmachen. Empfohlen wird in diesem Zusammenhang, bei der Zubereitung auf pflanzliche Öle wie Olivenöl zu setzen. Weil es mit seiner einfach ungesättigten Ölsäure den Fettstoffwechsel und das Gesamtcholesterin positiv beeinflussen kann. Auch hier geht es ja nicht um eine Wirkung auf den Blutdruck direkt, aber auf weitere wichtige Faktoren, die Bluthochdruck begünstigen können.

Richtig. Bei den Ölen, die wir in der Küche zur Zubereitung unserer Speisen verwenden, kommt es vor allem auf deren Ausgewogenheit an, also die Fettzusammensetzung, die auch bei Rapsöl beispielsweise sehr gut ist (Seite 83). Darüber hinaus gibt es auch Nahrungsergänzungen mit Oleuropein – das ist der Extrakt des Olivenblattes. Studien weisen darauf hin, dass die gefäßerweiternde Wirkung der Blätter den Blutdruck senkt. Oleuropein, die biologisch aktive Substanz im Ölbaumblatt-Extrakt, und weitere sekundäre Pflanzenstoffe der Blätter beeinflussen auch die Blutplättchenfunktion, indem sie das Blut besser fließen lassen. Eine ganz einfache gesundheitsfördernde Maßnahme im Alltag ist

!

„Eine ganz einfache gesundheitsfördernde Maßnahme im Alltag ist auch der Genuss von Olivenblatttee."

auch der Genuss von Olivenblatttee. Zusammenfassend kann man sagen, dass Heilkräuter – ob in der Küche oder als Nahrungsergänzung – die verschiedenen Therapieverfahren gut unterstützen können. Als alleinige Therapie reichen sie allerdings oft auch als hoch konzentriertes Präparat nicht aus. Wichtig bleibt die individuelle Abstimmung der Bluthochdrucktherapie insgesamt gemeinsam mit dem Arzt oder Therapeuten.

Herr Dr. Dr. Miller, vielen Dank für die vielen Informationen aus der Welt der Naturheilkunde und Ganzheitsmedizin.

(Das Interview führte Pepe Peschel. Es wurde redaktionell bearbeitet und gekürzt.)

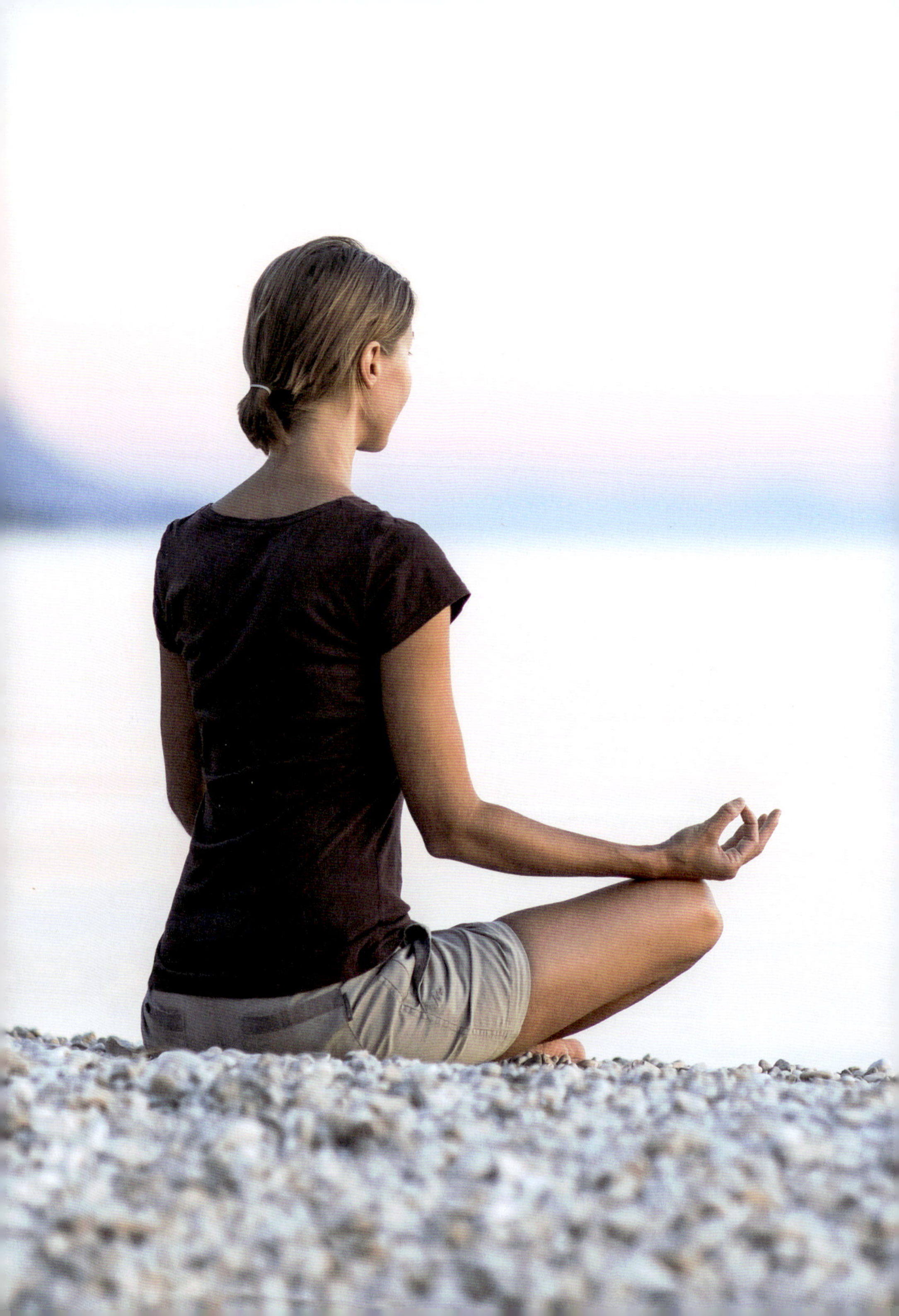

DEINE PSYCHE… HAT WIRKUNG

Wann hast du dir das letzte Mal Zeit für deine Bedürfnisse genommen? Deinen Geist geöffnet und deine Intuition hereingelassen? Lebst du in einem Umfeld, das dein Herz mit Freude erfüllt? Nur bei innerer Ausgeglichenheit wird langfristig auch dein Blutdruck seinen Zielkorridor erreichen können. Denn du – dein Körper, deine Seele und dein Geist – sind ein System, dessen vernetzte Subsysteme sich nicht voneinander trennen lassen.

> *Es kommt darauf an,*
> *den Körper mit der Seele*
> *und die Seele durch den Körper zu heilen.*
>
> Oscar Wilde (Lyriker und Bühnenautor, 1854 bis 1900)

Experteninterview Seele und Druck

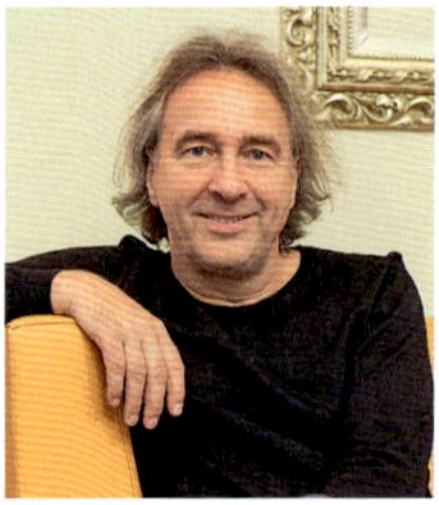

Univ.-Prof. Dr. med. Dr. rer. nat. Christian Schubert

Interview mit Univ.-Prof. Dr. med. Dr. rer. nat. Christian Schubert

- Arzt, Psychologe und Psychotherapeut
- Leiter der Arbeitsgruppe für Psychoneuroimmunologie des Deutschen Kollegiums für Psychosomatische Medizin (DKPM)
- Vorstandsmitglied der Thure von Uexküll-Akademie für Integrierte Medizin (AIM) Frankfurt a. M.
- Leiter des Labors für Psychoneuroimmunologie an der Klinik für Medizinische Psychologie der Medizinischen Universität Innsbruck

„Emotionaler Druck und Blutdruckerhöhung lassen sich nicht trennen."

Die Psychoneuroimmunologie berücksichtigt neben biologischen Prozessen auch das Erleben und Verhalten sowie die zwischenmenschlichen Beziehungen. Sie versteht Körper, Seele und Geist als miteinander vernetzte Subsysteme. Eingebettet in soziale und gesellschaftliche Strukturen ist ihr Zusammenspiel von Beginn unseres Lebens an entscheidend für die Gesundheit – und kann durch Freude, aber auch Leid, Trauer und andere psychische Faktoren beeinflusst werden. Wird das enorme Ausmaß, in dem Gedanken, Gefühle und Verhaltensweisen Einfluss auf Gesundheit bzw. Krankheit haben, unterschätzt?

Absolut. In verschiedenen Studien hat sich gezeigt, dass das Auftreten von Bluthochdruck stark mit dem Auftreten der meisten psychiatrischen Störungen wie Depression oder auch Angststörungen zusammenhängt. Chronischer Stress kann die Wahrscheinlichkeit für eine Hypertonie deutlich erhöhen und ein

Bluthochdruck-Patient kann durchaus auch wegen seiner Krankheit und dem Wissen um mögliche Folgeerkrankungen psychisch belastet sein – was sich erneut körperlich niederschlagen kann. Diese Wechselwirkungen sind heute so klar, dass es uns jeden Tag verwundern sollte, dass sie in der Diagnostik und Therapie von Bluthochdruckpatienten so wenig Beachtung finden.

Zu den Auslösern für Bluthochdruck gehören also auch Ängste? Davon alleine sind in Deutschland durchschnittlich mehr als 15 Prozent der 18- bis 79-Jährigen betroffen ...
Längsschnittstudien haben gezeigt, dass Patienten mit Angstzuständen ein höheres Risiko für Bluthochdruck haben, vor allem wenn diese mit einer Depression einhergehen. Aber auch posttraumatische Belastungsstörungen stehen mit Bluthochdruck in Verbindung. Insgesamt ist unser Gefühlsleben und die Art und Weise, wie wir von Kindheit an mit Gefühlen und Erfahrungen umzugehen lernen, bis ins Erwachsenenalter aufs Engste mit unserer Physiologie verknüpft.

Sie meinen, die Persönlichkeit eines Menschen entscheidet mit darüber, ob er hohen Blutdruck bekommt?
Durchaus. Ein interessanter Ansatz zu Persönlichkeitstypologien geht auf die beiden amerikanischen Kardiologen Meyer Friedman und Ray Rosenman zurück. Sie definierten unterschiedliche Persönlichkeitstypen. Eine Typ-A-Persönlichkeit ist zum Beispiel jemand, der ständig unter Strom steht, ungeduldig, hektisch und sehr leistungsorientiert ist. Und solche Persönlichkeiten gelten im Unterschied zu einem eher gelassenen und zufriedeneren B-Typen als gefährdeter, Bluthochdruck oder eine koronare Herzkrankheit zu erleiden. Denn A-Typen haben eine eher kämpferische, verbissene Haltung im Leben. Sie tun sich schwer, abzuschalten und sich von hohen beruflichen Belastungen zu distanzieren. Und das hat körperliche Auswirkungen. Nicht nur

kardiovaskuläre, sondern auch auf das Immunsystem. Friedman und Rosenman sprachen in diesem Zusammenhang vom Action-Emotion-Komplex. Es gibt aber auch noch einen D-Typus. Das sind Menschen, die Wut und Ärger unterdrücken, in sich hineinfressen. In der Literatur finden sich Hinweise dafür, dass dieses Verhalten mit der erhöhten Gefahr einhergeht, etwa Gefäßleiden zu bekommen.

Das klingt so, als ob emotionaler Druck und Bluthochdruck im Grunde genommen dasselbe sind ...

Sie sehen das richtig! In der Fachsprache nennt man es Selbstähnlichkeit – hier zwischen zwei Systemen, dem körperlichen und dem psychischen. Es existieren neue erweiterte Herangehensweisen in der Medizin, die nicht mehr ausschließlich davon ausgehen, dass der Mensch eine Maschine ist. Mit dem Herz als Pumpe und den Gefäßen als Blutleitungssystem, dessen Rohre wir einfach putzen oder ersetzen müssen, damit die Maschine wieder funktioniert. Eine biopsychosoziale Sichtweise sieht den Menschen eingebettet in ein größeres Bezugssystem, das auch unsere Gesellschaft und Kultur einschließt. Es gibt in dieser neuen biopsychosozialen Medizin nicht mehr die Trennung zwischen Körper und Seele. So wie wir uns erleben und verhalten, so sind wir auch körperlich. So gesehen verbirgt sich hinter der körperlich messbaren Blutdruckerhöhung eben immer auch das Gefühl von emotionalem Druck.

> !
> „Es gibt in dieser neuen biopsychosozialen Medizin nicht mehr die Trennung zwischen Körper und Seele."

„Wer zu viel dafür tun muss, geliebt zu werden, lebt gefährlich"

Sie sprechen in Ihren Büchern und Vorträgen oft davon, dass Beziehungen das Potenzial zu beidem haben können: zu einem Lebenselixier, aber auch zu einem Gesundheitskiller. Was meinen Sie damit?

Nun, ich meine damit, dass die frühesten Beziehungen – in der Regel jene zu den Eltern – den Menschen in Hinblick auf sein Urvertrauen und seine emotionale Autonomie prägen. Im Guten wie im Schlechten. Das Gesündeste, was uns Menschen passieren kann, ist, mit einer sicheren und stabilen Bindung und bedingungsloser Liebe der Bezugspersonen aufzuwachsen. Das schafft Urvertrauen und einen positiven Selbstwert, Stress kann dadurch besser bewältigt werden, stabile Beziehungen können geknüpft werden und vieles mehr. Das sind allesamt Faktoren, die – psychoneuroimmunologisch gesehen – Gesundheit fördern, den Immunschutz steigern, den Entzündungslevel senken und die Zellalterung verlangsamen. Das Gegenteil sind frühe Umwelten, die emotional kalt sind und in denen das Kind viel dafür tun muss, um geliebt zu werden – wenn man das dann überhaupt Liebe nennen kann. Solche frühen, negativen Beziehungserfahrungen, geprägt von Liebesentzug und einem harschen Familienklima, sind nachgewiesenermaßen mit dem Auftreten von chronischen Entzündungserkrankungen und einer geringeren Lebenserwartung verbunden. In der Qualität der frühen Beziehungsmodelle liegt also der Schlüssel für Gesundheit oder Krankheit im Erwachsenenalter – und für die Lebenserwartung.

Nun dürfte das Knüpfen von Beziehungen als Gegenmittel in der Social-Media-Welt ja kein Problem sein. Allerdings sind das weniger jene Beziehungen, die für die von Ihnen angesprochene Tiefe stehen.

Damit kommen wir zum Kern der Frage, welche Beziehungen uns gesund halten. Beziehung ist nicht gleich Beziehung. Eine hierfür interessante Studie der Brigham-Young-Universität im US-Bundesstaat Utah ergab, dass jene Beziehungen unsere Gesundheit stärken, die erstens konsistent, langfristig und vor allem verbindlich sind, und die zweitens eine tiefgehende Sicherheit vermitteln.

Hm, Online-Beziehungen leisten das wohl nicht. Trotz immer größerer Massen an Freunden und Followern sind Menschen offensichtlich so alleine wie nie zuvor. Zumindest gab es noch nie so viele Einpersonenhaushalte. Und nur 30 Prozent der Deutschen fühlen sich Umfragen zufolge ***nicht*** *einsam ...*

Hunderte „Freunde" in den sozialen Medien reichen nicht aus, um einen realen geliebten Menschen zu ersetzen. Zumindest ergab die angesprochene Untersuchung, dass es hier vielmehr um eine besondere Beziehungsqualität und entsprechende Beziehungstiefe geht. Damit meine ich: Sicherheit und Wertschätzung in der Beziehung zum realen anderen. Das ist eine emotionale Kraft, die gleichzeitig einen enormen Schutzfaktor für beide Beziehungspartner bietet. Glücklich Verheiratete der Studie hatten auch einen niedrigeren Blutdruck als unglückliche Paare oder Singles – selbst dann, wenn diese Singles in ein großes Netzwerk von Freunden eingebunden waren.

Weil nur eine wirklich tiefe Beziehung zu einem anderen Menschen krank machenden Stress reduzieren kann?

Die eben beschriebene Beziehungsqualität ist mit größerer Lebenszufriedenheit verbunden, mit mehr Glücksgefühlen und einem geringeren Risiko, depressiv zu werden. Einsame und depressive Menschen sind demgegenüber deutlich krankheitsanfälliger, beispielsweise was ihr Herz-Kreislauf-System angeht. Es gibt mehrere, mittlerweile gut untersuchte physiologische Mechanismen, die erklären können, wie sich psychischer Stress körperlich äußert und dabei eine erhöhte Anfälligkeit für Herz-Kreislauf-Erkrankungen hervorrufen kann.

Der Mensch = mehr als die Summe seiner Messdaten
Dass die Seele über ihren Einfluss auf Immunaktivitäten vielfältige Veränderungen im Organismus bewirken kann – zum Guten wie zum Schlechten –, davon zeugen die Erkenntnisse der Psychoneuroimmunologie (PNI). Erst vor 40 Jahren als neues Forschungsgebiet entwickelt, geht sie neue oder besser gesagt uralte Wege: Körper und Seele als eine Einheit zu begreifen, war schon den Ärzten der Antike vertraut. Deren berühmtester Vertreter Hippokrates (um 460 bis 370 v. Chr.) wusste: „Es ist wichtiger zu wissen, *welcher* Mensch eine Krankheit hat, als zu wissen, welche Krankheit ein Mensch hat."

Wie verarbeitet der Organismus denn psychische Belastungen?
Sehr wichtig ist dabei das limbische System im Gehirn, zu dem unter anderem die Amygdala und der Hippocampus gehören. Die Amygdala, auch „Mandelkern" genannt, ist für das Gefühls- und Angsterleben zuständig. Und der wurmartige Hippocampus ist vor allem für unser Erinnerungsvermögen verantwortlich. Weiterhin gehört zum stressverarbeitenden System der präfrontale Kortex, unser kognitives Entscheidungsorgan. Nach dieser ersten Reizverarbeitung in den genannten Hirnstrukturen gelangen die Stressimpulse zum Hypothalamus, unserem Steuerorgan für das sympathische Nervensystem und das Hormonsystem. Das sind hoch komplexe Prozesse, die schließlich über die Freisetzung von Adrenalin und Noradrenalin auch das zelluläre Immunsystem aktivieren. Die Folge sind entzündungsfördernde Prozesse, die sodann als entzündungsregulierende Gegenmaßnahme das bekannte Stresshormon Kortisol auf den Plan rufen. Es ist für die Anpassungsreaktionen zuständig und dafür, etwa angestiegene Entzündungslevels wieder zu senken, damit daraus langfristig keine Folgeschäden entstehen.

Was aber bei chronischem Stress nicht mehr funktioniert ...

Wie es zu einer langfristigen Funktionsstörung des Stresssystems kommt, ist noch nicht restlos geklärt. Eine dauerhafte sympathische Überaktivität, so nennen wir es in der Medizin, trägt in jedem Fall dazu bei. Der Sympathikus wird bei Stress aktiviert und stellt dem Organismus innerhalb kürzester Zeit Energie bereit. Er ist also grundsätzlich wichtig, um den diversen Anforderungen unseres Lebens mit einer entsprechenden Leistungssteigerung zu begegnen. Er nimmt dabei auch Einfluss auf die Regulierung des Blutdrucks: Ist der Sympathikus aktiv, steigert das die Herzfrequenz und begünstigt die Engstellung der Gefäße. Der Blutdruck steigt. Bleibt die Aktivität des sympathischen Nervensystems jedoch dauerhaft erhöht, etwa weil wir ständig gefordert und mitunter überfordert werden, kann das über die gleichzeitig erhöhten Entzündungslevels und andere krank machende Faktoren nicht nur Bluthochdruck, sondern auch Herz-Kreislauf-Erkrankungen begünstigen.

Alles in allem kann man damit psychischen Stress mit Fug und Recht als Gesundheitskiller Nummer 1 einstufen?

Ja, da bin ich mir sicher. Von gesundheitsschädlichem Stress muss gesprochen werden, wenn eine Person mit den Anforderungen ihrer Umwelt nicht mehr zurechtkommt und sich schlichtweg überfordert fühlt. Insbesondere gilt das für emotional bedeutsame Beziehungen, in denen beispielsweise immer wieder gleiche Streit- und damit Stresssituationen auftreten, in der eine Person oder beide Personen zunehmend unglücklich wird beziehungsweise werden. Langwährende psychische Belastungen in konfliktreichen Beziehungen sind für die Gesundheit schädlich. So gesehen ist das Entgiften von chronischen Konfliktbeziehungen ebenso wichtig, wie das körperliche Entgiften. Eigentlich sogar noch wichtiger ...

Sie haben eingangs anklingen lassen, dass chronischer Stress aber in der Therapie auch bei Bluthochdruck nicht ausreichend beachtet wird.
Zunächst möchte ich klarstellen, dass natürlich alle Lebensstil-Interventionen zu Ernährung, Bewegung und Entspannung wichtig und sinnvoll sind. Aber eine Ernährungsumstellung, ausreichend Bewegung oder Entspannungsübungen alleine greifen in der Bluthochdrucktherapie oft zu kurz. Denn wir kommen damit nicht an die Wurzel, an die eigentlichen Ursachen heran, die für erhöhte Blutdruckwerte verantwortlich sind. Wir reden bei den vorher angesprochenen Themen wie mangelndes Urvertrauen und geringem Selbstwert von einem ganz anderen Kaliber von Problem, bei dem eine psychotherapeutische Behandlung selbst-

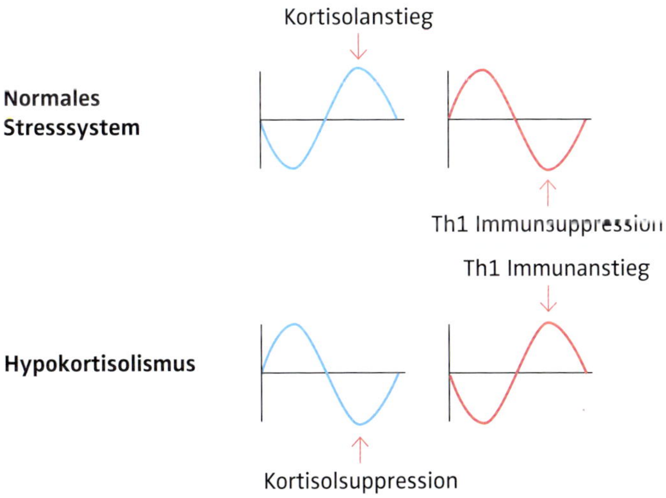

Bei einem gesunden Stresssystem findet der Organismus nach der Alarmphase über hormonelle Regulationen wieder ins Gleichgewicht. Unten: Bei sympathischer Überaktivität bleibt die Alarmphase bestehen und der Körper schafft es irgendwann nicht mehr, mithilfe des Stresshormons Kortisol gegenzusteuern und stressbedingte Entzündungsanstiege in Schach zu halten. Die Folge der chronischen Überlastung sind dauerhaft erhöhte Entzündungswerte.

verständlich zum Behandlungskonzept gehören sollte. In diesem Zusammenhang hat Professor Vincent Felitti von der Abteilung für Präventivmedizin der Kaiser Permanente Versicherung in San Diego, Kalifornien, bereits Ende der 1990er-Jahre mehr als 26.000 Erwachsene zu nachteiligen Kindheitserfahrungen befragt: zu psychischem, körperlichem oder sexuellem Missbrauch, zu erlebter Gewalt gegen die Mutter oder Ähnliches. Es zeigte sich ein deutlicher Zusammenhang zwischen solch negativen Erfahrungen im Kindes- und Jugendalter und deutlich erhöhten Gesundheitsrisiken im Erwachsenenalter. Ob für schwere Adipositas, Herzkrankheiten oder Krebs. Das besonders Beeindruckende an dieser Studie war, dass die bekannten Risikofaktoren wie Rauchen, ungesunde Ernährung und Bewegungsmangel weniger stark in körperlichen Erkrankungen mündeten als erlebte Depressionen und Feindseligkeit. Mit anderen Worten: Wenn ein in der Kindheit entsprechend geprägter Patient mit metabolischen Störungen und Bluthochdruck bei mir in der Praxis sitzt, können alle Lebensstilinterventionen für eine ausgewogene Ernährung oder Ähnliches nur erfolglos sein – wenn man nicht auch grundlegende individuelle Konflikte in Angriff nimmt.

Das heißt, wir bräuchten ein völlig verändertes Gesundheitssystem. Nämlich eines, das vollkommen selbstverständlich den ganzen Menschen in den Mittelpunkt stellt ...

Völlig richtig, die Patienten würden dann aus ihrer oftmals passiven Haltung gegenüber ihrer Erkrankung und gegenüber einem Medizinsystem, das sie wie defekte Maschinen behandelt, „befreit“ werden und dürfen in eine neue Medizin eintauchen, in der der Einzelne lernt, zu verstehen, was seine Krankheit „bedeutet“: Welche psychischen und psychosozialen Faktoren die Erkrankung und ihre Aufrechterhaltung beeinflussen. Wenn das gelernt und verstanden wurde, kann der Patient seine persönliche Gesundheits- und Lebenskompetenz nachhaltig verändern.

... eine personalisierte Therapie?

Einen entsprechenden Ansatz untersuchen wir derzeit in einem vom Innovationsfonds des Gemeinsamen Bundesausschusses (GBA) geförderten Großprojekt an Patienten mit rheumatoider Arthritis. Dabei werden herkömmliche biomedizinische Verfahren zur Behandlung von rheumatoider Arthritis um ein Gruppentraining zur Steigerung der Lebens- und Gesundheitskompetenz ergänzt. Unser langfristiges Ziel ist, dass wir mithilfe der Psychoneuroimmunologie insgesamt zu einer Veränderung in der Medizin beitragen, indem wir beispielsweise nicht mehr in Krankheits-, sondern Gesundheitsverläufen denken. Gleiches gilt auch für den Bluthochdruck. In der Diagnostik und Therapie von Erkrankungen sollte immer biopsychosozial, also ganzheitlich vorgegangen werden. Dazu gehört auch, dass die Verschreibung etwa eines Blutdruckmittels nicht nur rein mechanisch erfolgen darf. Hier müssen wir als Ärzte dafür sorgen, dass Patienten ihre Medikamente einnehmen, weil sie überzeugt sind, dass diese ihnen helfen können, und nicht einfach, weil es der Arzt angeordnet hat. Es sollte aber auch klar sein, dass Medikamente nicht ursächlich wirken. Das führt uns wieder zu der Frage nach den tieferliegenden Gründen für den erhöhten Blutdruck – also etwa der Frage danach, wie im Einzelfall psychischer Stress reduziert werden kann.

!

„Unser langfristiges Ziel ist, dass wir mithilfe der Psychoneuroimmunologie insgesamt zu einer Veränderung in der Medizin beitragen, indem wir beispielsweise nicht mehr in Krankheits-, sondern Gesundheitsverläufen denken."

Sie sprechen die Psychotherapie an. Unterliegen psychotherapeutische Behandlungen Ihrer Erfahrung nach eigentlich immer noch einem Stigma?

Sagen wir einmal so: Es sollte zum guten Ton gehören, bei körperlichen Erkrankungen wie Bluthochdruck auch den Psychotherapeuten zurate zu ziehen. Nur so hat jeder Einzelne die Chance, seine Krankheit von verschiedener – nämlich biologischer, psychologischer und sozialer – Perspektive aus zu betrachten und zu verstehen. Dabei geht es um sehr viel mehr, als nur ein Problem zu lösen. Es geht um einen Bewusstseins-, Erkenntnis- und Selbsterfahrungsprozess innerhalb bestehender sozialer Anforderungen. Wir lernen dabei zu verstehen, was uns persönlich Druck macht oder bedrückt, um so dem Bluthochdruck ursächlich auf die Spur zu kommen. Davon bin ich zutiefst überzeugt.

Wie lange dauert so ein Prozess?
Das ist unterschiedlich und kann über Jahre gehen, wenn es um die Veränderung tief sitzender Konflikte oder die Bewältigung früher traumatisierender Erfahrungen geht. Es hängt sehr vom jeweiligen Patienten, Therapeuten und vor allem von der Beziehung zwischen beiden ab. Psychotherapie ist ein sehr komplexer und individueller Prozess, der sich überhaupt nicht vorhersagen lässt.

Immer mehr Menschen suchen bereits alternative Wege und Hilfe in komplementären Heilmethoden. Etwas von der Bedeutung psychischer und psychosozialer Faktoren ist uns wohl schon bewusst ...
Die Menschen spüren, dass eine dogmatische Schulmedizin beziehungsweise Maschinenmedizin alleine sie in Fragen der Gesundheit nicht weiterbringt. Verwunderlich ist das nicht. Auch wenn wir nachvollziehen können, wie der Stoffwechsel des sogenannten Glückshormons Serotonin im Gehirn abläuft, können wir damit noch lange nicht erklären, was Glück für den Einzelnen ist.

Das war ein sehr spannendes und richtungsweisendes Gespräch. Vielen Dank dafür, Herr Professor Schubert.

(Das Interview führte Pepe Peschel. Es wurde redaktionell bearbeitet und gekürzt.)

Methoden in der Psychotherapie

Verhaltenstherapie

Das aktuelle Problem steht im Vordergrund. Es werden neue Denk- und Verhaltensweisen erlernt, die dazu in die Lage versetzen sollen, das Problem zu bewältigen.

Analytische Psychotherapie

Sie geht auf Sigmund Freud, den Begründer der Psychoanalyse zurück und nimmt an, dass der Mensch bestimmte Prägungen erfährt und besonders belastende Erfahrungen häufig verdrängt. Diese werden in der Therapie bewusst gemacht, damit Veränderung möglich wird.

Tiefenpsychologisch fundierte Psychotherapie

Sie geht wie die Psychoanalyse davon aus, dass Denken, Handeln und Fühlen bis hin zu körperlicher Gesundheit auch unbewussten Einflüssen unterliegen. Ziel ist es, innere Konflikte, die in einer früheren Lebensphase nicht bewältigt werden konnten, zu lösen.

Systemische Therapie

Sie stellt die Gesundheit und Krankheit von Menschen in den Zusammenhang mit deren relevanten sozialen Beziehungen und Lebenskonzepten (Familie, Arbeitsumfeld, Wohnsituation und Ähnliches). Störungen innerhalb des Systems erscheinen insofern als nützlich, da sie auf Entwicklungsmöglichkeiten hinweisen.

Gesprächspsychotherapie

Das auch als Personenzentrierte Therapie bezeichnete Verfahren geht davon aus, dass jeder Mensch danach strebt, sich zu entfalten und weiterzuentwickeln. Dabei auftretende Blockierungen sollen durch eine Veränderung der Selbstwahrnehmung aufgehoben werden.

Stress ganzheitlich abbauen

Belastungen über Bord werfen

Endstation Überforderung

„Dass die objektivierenden Methoden der Naturwissenschaft die lebendige Wirklichkeit des Menschen verfälschen", postulierte schon vor rund 100 Jahren Viktor von Weizsäcker (1886 bis 1957), kardiologisch orientierter Naturwissenschaftler. Ich denke, gerade in der heutigen Zeit können wir uns nicht oft genug bewusst machen, dass Körper, Geist und Seele untrennbar sind. Dass wir eben keine Maschinen, sondern Menschen sind, deren Herzen (wieder) gehört werden wollen. Und doch: Wir sind oder besser gesagt bleiben oft gestresst. Weil man dann dazu gehört, jemand ist? Stress als Statussymbol? Immerhin sind mehr als 60 Prozent der Deutschen unter Strom, ergab die Stressstudie der Techniker Krankenkasse 2016. Ob beruflich oder privat, ob männlich oder weiblich. „Viele Menschen sind auch ängstlich", weiß der Psychokardiologe und ärztliche Psychotherapeut Prof. Dr. med. Michael Stimpel aus Düsseldorf. „Und klar ist auch, dass zu viel Stress eine etwa familiär vorhandene Veranlagung für Bluthochdruck sogar deutlich früher aktivieren kann. Zudem geht chronischer Stress langfristig auch mit einer Versteifung der Gefäße einher, was seinerseits ein Risikofaktor für Bluthochdruck ist."

Was stresst dich?

Stelle dir bitte die folgenden Fragen:

Wie entsteht für mich Stress? In welchen Situationen erlebe ich Anspannung und die Bewältigung einer Situation als belastende Überforderung?

Um diese Fragen besser beantworten zu können, vollende bitte die folgenden Sätze. Damit wirst du dir zugleich wichtiger Stellschrauben zur Stressbewältigung bewusst.

- Es bringt mich auf die Palme, wenn ...
- Ich mache innerlich zu und ziehe mich zurück, wenn ...
- Es verletzt mich, wenn ...
- Ich weiß einfach nie, wie ich mich verhalten soll, wenn ...
- Ich muss jedes Mal schwer an mich halten, dass ich nicht vor Wut platze, wenn ...

!

Der erste Schritt: Werde dir bewusst, was dir Stress bereitet.

Stress hat viele Gesichter

Das Hauptproblem des Menschen in der Moderne ist: Wir reagieren nicht mehr wie der Steinzeitmensch eine Stresssituation durch Muskelleistung ab. Nicht selten schlucken wir Stress und Ärger im Alltag hinunter. Die vom Organismus für diese „Notfälle“ mobilisierte Energie in Form von Fettsäuren und Glukose findet sich – weil sie körperlich nicht verbraucht wird – langfristig unter anderem in erhöhten Cholesterinwerten wieder. Hast du dauerhaft zu viel LDL-Cholesterin im Blut, kann Arteriosklerose die Folge sein. Das Risiko für einen Herzinfarkt erhöht sich durch anhaltenden psychosozialen Stress um den Faktor 2,6. Michael Stimpel: „Kann der Organismus nicht mehr reagieren – ist er in seiner Anpassungsfähigkeit chronisch überfordert –, können anhaltende körperliche, aber auch psychische Spannungszustände die Folge sein. Diese schädigen natürlich langfristig den Organismus, stören die Organe in ihrer Funktion und schwächen den gesamten Körper.“

Typische erste Stressbeschwerden sind:

- Innere Unruhe, Nervosität und Schlafstörungen
- Konzentrations- und Gedächtnisschwierigkeiten
- Muskuläre Verspannungen, Rücken- und Gliederschmerzen
- Kopfschmerzen und Migräne
- Ohrengeräusche (Tinnitus), Kreislaufprobleme und Schwindel
- Verdauungs- bzw. Magen-Darm-Beschwerden

Negative Glaubenssätze aufdecken

Nicht selten geht ein hoher Stresslevel mit einem Mangel an körperlicher Aktivität, Fehl- und Überernährung einher. Kennst du das Gefühl, wenn man sich einfach zu gar nichts mehr aufraffen kann? Sich seine Stressoren bewusst zu machen, wie du es zum Einstieg in dieses Kapitel getan hast, ist ein erster wichtiger Schritt zur Veränderung. Dazu gehört auch, die eigene Haltung zu erkennen und realistisch zu betrachten, was zu leisten du eigentlich imstande bist, wo du dich vielleicht selbst begrenzt oder überschätzt. Hier kann es hilfreich sein, sich negativer Glaubenssätze bewusst zu werden. Also innere Überzeugungen zu entlarven, die dich immer wieder in die gleiche Situation geraten und darin regelrecht feststecken lassen. Das könnte zum Beispiel sein:

- „Ich muss es allen recht machen."
- „Alles muss gleich erledigt werden."
- „Ich bin ein Versager."
- „Ich bin nicht liebenswert."

Setze dich bitte hin und schreibe alle negativen Glaubenssätze auf, die dir einfallen. Überlege, welche Überzeugungen dich in deinem Verhalten einschränken und um wichtige Wahlmöglichkeiten berauben. Diese Möglichkeiten sind vorhanden, du siehst sie aber nicht, weil dir deine Glaubenssätze immer wieder einen Strich durch die Rechnung machen – selbst wenn du dir schon x-mal vorgenommen hast, dich in einer bestimmten Situation anders zu verhalten. Viele Glaubenssätze haben sich über Jahrzehnte in dein Gehirn gegraben und sind dort sozusagen eingemeißelt. Doch mache dir bitte bewusst, dass du sie jederzeit auf Richtigkeit überprüfen und verändern kannst. Vieles, was zum Beispiel im Kindesalter sinnvoll war, hat im Erwachsenenalter ausgedient.

Positive Glaubenssätze etablieren

Betrachte deine Glaubenssätze und formuliere bitte zu jedem einen positiven neuen Glaubenssatz. Lies diese neuen Sätze immer wieder durch, am besten laut – und spüre nach, ob sie mit einem lauten Ja aus deinem Bauch verbunden sind. Sind sie stimmig? Fühlen sie sich gut und richtig für dich an? Wenn das der Fall ist, dann sorge dafür, dass sie zu deinen neuen Überzeugungen werden. Übe die Sätze, sprich sie immer wieder aus, morgens nach dem Aufwachen, tagsüber, abends vor dem Schlafengehen. Mach das bitte wirklich! Beispiele: *„Was ich aus tiefstem Herzen möchte, schaffe ich auch."* *„Ich bin liebenswert, genau so, wie ich bin."* Sprich deine neuen Überzeugungen im Badezimmer zu deinem Spiegelbild. Rezitiere sie beim Joggen oder in Wartezeiten im Zug oder Flieger. Und mach dich bitte darauf gefasst, dass es eine Weile dauert, bis sich dein neuer Glauben automatisiert. Immerhin gilt es, einen ziemlich harten Stein mit dem passenden Meißel ausgiebig zu bearbeiten.

!

Mache dir bewusst, dass du deine Glaubenssätze verändern kannst, auch wenn sie bislang in dein Gehirn eingemeißelt waren.

Fang bitte wirklich heute damit an. Vor allem, wenn es dir zurzeit nicht gut geht, wenn du vor deinem inneren Auge nichts als riesige Hürden siehst, von denen du glaubst, sie nicht überwinden zu können. Wenn du immer wieder in derselben Sackgasse landest, zum Beispiel vor dem Aus im Beruf oder in einer Beziehung. Du würdest dich am liebsten verkriechen und dir eine Decke über den Kopf ziehen? Dich an einen schönen und vertrauten Ort beamen, um Ruhe zu finden? Nun ja, auf Dauer funktioniert das leider nicht. Auch können wir nicht die Zeit anhalten in Momenten, in denen es uns gut geht, wir frei atmen und ganz wir selbst sein können. So sehr wir das auch möchten. Aber wir können diese Momente mehren und beispielsweise regelmäßige Rituale daraus machen (Seite 145). Starte durch: Raus aus der Komfortzone und das eigene Lebensglück beim Schopfe gepackt. Nur wenn du dich veränderst, wird sich auch um dich herum vieles verändern.

!

Tritt einen Schritt zurück und betrachte einmal objektiv: Wie gehen andere mit Situationen um, die für dich Stress bedeuten? Was kann dir eigentlich schlimmstenfalls passieren? Und wie könntest du dann reagieren?

Eustress und Distress

Ist dir schon einmal aufgefallen, dass Dinge, die dich auf die Palme bringen, für andere völlig in Ordnung oder sogar Spitzenklasse sind? In diesem Zusammenhang hast du vielleicht schon einmal vom negativen Distress gehört, den eine andere Person als positiven Eustress erleben kann. Beispiel: Gleitschirmfliegen ist für viele Menschen mit Herzrasen, Schweißausbrüchen und Angst verbunden, für andere ein tolles Abenteuer, das sie heiß herbeisehnen. Was ich damit meine, ist: Mach dir bitte bewusst, dass Stress subjektiv ist. Es ist das, was du persönlich als übermäßig belastend bewertest. Meiner Erfahrung nach kann alleine dieses Bewusstsein einiges in Bewegung bringen. Denn du wirst anfangen, in Situationen, die für dich stressig sind, innezuhalten. Du wirst andere beobachten, wie sie mit ähnlichen Situationen umgehen. Und aus einer neuen objektiven Haltung heraus hier und da überrascht feststellen, dass die Situation eigentlich gar nicht so dramatisch ist. Zumindest nicht so lebensglückentscheidend, wie du immer gedacht hast. Mache dir klar, dass ein beachtlicher Teil des Alltagsdramas, das wir uns oft ausmalen, bei genauerer Betrachtung lediglich in unseren Köpfen stattfindet – und nirgendwo sonst.

Digital gestresst? Nein danke!

Etwas anders sieht es am Arbeitsplatz aus: Die voranschreitende Digitalisierung verändert zweifelsohne das Belastungs- und Beanspruchungsprofil für Beschäftige in Deutschland. „Technostress ist heute ein Phänomen und Problem über alle Regionen, Branchen, Tätigkeitsarten und individuellen demographischen Faktoren hinweg", so das Ergebnis der Studie „Digitaler Stress in Deutschland" vom November 2018. Die Forschungsförderung der Hans-Böckler-Stiftung hat diese bislang umfassendste Befragung von Erwerbstätigen zu Belastung und Beanspruchung durch Arbeit mit digitalen Technologien durchgeführt. Übermäßiger Technostress reduziert demzufolge die Leistung von Arbeitnehmern und wirkt sich negativ auf Psyche und Leben aus. Er beeinträchtigt die Gesundheit, führt zu körperlicher und emotionaler Erschöpfung und macht schlaflos. Ein Kernproblem ist die mit der Digitalisierung einhergehende Verwischung der Grenzen zwischen Berufs- und Privatleben, der man oft nicht entkommen kann. Dazu gesellen sich Ängste, etwa vor dem Verlust des Arbeitsplatzes. Hier ist die Forschung und vor allem die betriebliche Praxis gefragt, Präventionsmaßnahmen zu entwickeln und diese auch umzusetzen. Darüber hinaus kann und sollte jeder Einzelne an den Stressoren arbeiten, die er selbst beeinflussen kann. Und das sind – wie du bei den Übungen oben vielleicht schon festgestellt hast – gar nicht einmal so wenige.

Biofeedback – Hilfe zur Selbsthilfe

Um körperliche oder psychische Anspannungen im Alltag gezielt zu reduzieren, kannst du auch einen auf Biofeedback spezialisierten Therapeuten in Anspruch nehmen. Mit Biofeedback kannst du lernen, deine Selbstwahrnehmung zu verbessern und körperliche Reaktionen richtig einzuordnen: Jede Stimmung, jeder Gedanke, jeder Kontakt und jede Handlung führen über die Aktivierung bestimmter Nervenzellen zu einer energetischen Veränderung, die sich mithilfe der Methode messen lässt. Zunächst werden Gehirnaktivität, Atmung, Muskeltonus und Puls in einer Kurve sichtbar gemacht, die körperlichen Reaktionen in Anspannung sowie in Entspannung gemessen. Auf diese Weise entsteht ein individuelles Stressprofil. Mithilfe therapeutischer Begleitung kannst du dann die zumeist unbewusst ablaufenden Körperreaktionen – etwa den schneller werdenden Herzschlag bei hohem Stresspegel – nicht nur bewusst machen. Du lernst auch, zu verstehen, was da im Körper eigentlich genau abläuft. Auf Basis dieses Verständnisses für deinen Körper lernst du, deine eigene Situation zu harmonisieren und deine Körperreaktionen positiv zu beeinflussen. Etwa durch das gezielte Loslassen von bestimmten Muskelpartien. Oder durch das Lösen festgefahrener Gedanken, die eine unerwünschte Reaktion verstärken. Biofeedback ist eine Methode, die du im Alltag jederzeit und vor allem in Minutenschnelle anwenden kannst. Auf der Internetseite der Deutschen Gesellschaft für Biofeedback e.V. (DGBfb) unter dgbfb.de kannst du bundesweit nach Therapeuten suchen.

Indikationen

Der Beginn des Biofeedbacks geht auf die 1960er-Jahre zurück. Mithilfe des wissenschaftlich fundierten Verfahrens der Verhaltensmedizin können üblicherweise unbewusst ablaufende psychophysiologische Prozesse durch Rückmeldung (das Feedback) wahrnehmbar gemacht werden. Das hat sich unter anderem bewährt bei:

- Stresszuständen
- Migräne und Spannungskopfschmerz
- Verspannungen und chronischem Rückenschmerz
- Angst und innerer Unruhe
- Schlafstörungen

Ändern, was sich verändern lässt

Offen darüber sprechen

„Wird Stress chronisch, ist das immer ein Problem und bedarf mitunter auch der therapeutischen Hilfe", fasst Psychokardiologe Prof. Stimpel zusammen. So könne in einer ganzheitlichen Beratung herausgefunden werden, was sich verändern lässt. Wenn es sich zum Beispiel herausstellt, dass der Kern allen Übels darin liegt, einfach nicht Nein sagen zu können, geht es darum, hieran zu arbeiten und Lösungen zu finden: Ist es möglich, Aufgaben und Anforderungen zu delegieren oder neu zu strukturieren? Was liegt der Unfähigkeit, Nein zu sagen, zugrunde? Angst vor Ablehnung oder Verlust des Arbeitsplatzes? Davor, keine Anerkennung mehr zu bekommen? Viele glauben, in unserer auf Leistung, Perfektion, makellose Schönheit und Terminator-Fitness getrimmten Gesellschaft ist es nicht möglich, offen über diese Dinge zu sprechen. „Viele Menschen ziehen sich deswegen eher zurück, erhoffen sich durch genügend Distanz zur Umwelt, weniger angreifbar zu sein – so oder so ähnlich kann der Anfang einer Angststörung aussehen. Hilfestellung kann hier die Psychotherapie bieten", so Prof. Stimpel (Seite 123).

> **!** Übrigens können gut ausgebildete Psychotherapeuten mit dir an vorhandenen Problemen arbeiten, ohne dass du deine Probleme inhaltlich konkret benennen musst, wenn du das nicht möchtest.

Wichtig ist aber auch die umgekehrte Betrachtung: Nicht nur kann chronischer Stress unsere Organe auf Dauer schädigen, wenn wir ihn nicht abstellen. „Ebenso bleiben einschneidende körperliche Ereignisse wie Herzerkrankungen – mit den Folgen von zum Beispiel der Abhängigkeit von medizinischen Geräten – häufig nicht ohne psychische Folgen", weiß Prof. Stimpel. Darunter wiederum Depressionen, Angst- und Panikstörungen. Bei Blutdruckpatienten kann es auch zu einer Furcht vor den Medikamenten oder ihren Nebenwirkungen kommen. Oder die Angst vor der Blutdruckmessung als solches wird immer größer. „Es ist also immens wichtig zu akzeptieren, dass Bluthochdruck oder eine Herzerkrankung immer auch etwas mit der Seele des betreffenden Menschen macht." Und das deswegen nur eine ganzheitliche Beratung und Therapie wirklich greifen kann.

Achtsamkeit ist Selbstfürsorge

!

Achtsamkeit wirkt nachweislich positiv auf unsere Seele, unseren Geist und unseren Körper – und auch auf den Blutdruck.

Diese komplexen Zusammenhänge zwischen Körper, Geist und Seele sind uns in der Regel zu wenig bewusst beziehungsweise wir schenken ihnen zu wenig Beachtung. Das liegt sicherlich auch daran, dass wir im Alltag mit unseren Gedanken und Handlungen oft auf zig verschiedenen Baustellen gleichzeitig unterwegs sind oder glauben, es sein zu müssen. Sich in Achtsamkeit zu üben, kann dir aus einem sorgenvollen Gedankenkarussell heraushelfen. Achtsamkeit bedeutet, die eigene Aufmerksamkeit absichtsvoll und wertfrei auf den gegenwärtigen Moment, auf das Hier und Jetzt zu richten. Dabei werden auch die eigenen Gefühle, Gedanken und körperliche Empfindungen quasi aus einer übergeordneten Perspektive betrachtet. Ein Prinzip, das sich schon in frühen buddhistischen Schriften wiederfindet und dessen Wirksamkeit heute wissenschaftlich gut belegt ist. Ob mithilfe einer buddhistischen Vipassana-Meditation, von Qi Gong oder hinduistischem Yoga. Achtsamkeit gehört zur Tradition vieler Kulturen und berührt den dauergestressten Menschen der Moderne unglaublich intensiv. Das ist auch kaum verwunderlich. Denn Achtsamkeit kann nachweislich unsere Hirntätigkeit beeinflussen, belastende Grübeleien aus Köpfen vertreiben, uns stresstoleranter machen und positiv stimmen. Auch ihr Einfluss auf unsere Abwehrkräfte wird erforscht. Und last but not least wird durch das weniger Grübeln auch der systolische Blutdruck positiv beeinflusst, wie erste Studien zeigen.

Warst du heute schon bei dir?

Achtsamkeitsprogramme basieren vor allem auf den Arbeiten des amerikanischen Wissenschaftlers und Meditationslehrers Jon Kabat-Zinn. In Medizin und Therapie gewinnen sie immer mehr an Bedeutung. Für mich hat Achtsamkeit etwas von „sich erden“. Es geht um das Erfahren von Akzeptanz. Um Annehmen, was aktuell im Außen und im Inneren vor sich geht – statt höher, schneller, weiter zu denken und zu wollen. Wenn du dich in Achtsamkeit übst, erhöht das deine Körperwahrnehmung und schult dein Bewusstsein. Körperliche und seelisch-geistige Veränderungen werden langfristig früher registriert. Auch ein verbesserter Umgang mit Stress kann dadurch möglich werden. Ich möchte es einmal so formulieren: Wenn du oft das Gefühl haben solltest, zu weit weg von dir selbst zu stehen – das Gefühl, dir selbst vorauszueilen oder nicht hinterherzukommen –, hilft dir Achtsamkeit, wieder bei dir anzukommen. Und deine echten Bedürfnisse wahrzunehmen, für dich selbst zu sorgen.

Probiere es einfach mal aus: Halte *jetzt* inne. Stopp! Nicht weiterlesen. Halte bitte für eine Minute inne und spüre nach, was gegenwärtig im Hier und Jetzt passiert. Gar nicht so einfach oder? Du denkst an das Meeting in einer Stunde, dass heute noch die Wäsche gemacht werden muss, du noch in der Werkstatt anrufen oder einkaufen wolltest. Im nächsten Abschnitt kommen einige Übungen und Vorschläge, wie du in deinem Alltag Achtsamkeit praktizieren und zur Ruhe kommen kannst.

Stoppschild: Du bist der Chef

Wann immer du das Gefühl hast, von anderen oder von Dingen gelebt zu werden, anstatt selbst zu (er)leben. Wenn du wie auf Autopilot geschaltet hektisch wirst oder in negative Grübeleien verfällst – dann halte dir ein großes rotes Stoppschild vor das innere Auge.

Nimm dein Bewusstsein achtsam an die Hand – wie ein kleines Kind. Und gehe körperlich, geistig und emotional ausschließlich in den gegenwärtigen Moment. Mache dir klar: Du bist der Chef deiner Gedanken, nicht umgekehrt! Und schöpfe aus diesem Bewusst-SEIN neue innere Kraft.

Ist dein Glas halb voll?

Noch einmal: Es geht hier nicht um andere Dinge oder Menschen. Es geht nicht um das, was andere, was die Gesellschaft von dir erwartet. Es geht um dich! Um deine ganz persönlichen Herzenswüsche, deine Lebensfreude, deine Gesundheit. Es geht darum, dass du toleranter gegenüber Stressoren und Störungen wirst, deine psychische Widerstandsfähigkeit erhöhst, dich von Misserfolgen nicht unterkriegen lässt. Dies ist ein Prozess und du kannst zu jeder Zeit den Anfang machen, um beispielsweise gelassener zu werden und in scheinbaren Niederlagen die größten Chancen zu sehen. Das hat übrigens nicht nur etwas mit Achtsamkeit zu tun, sondern auch mit deiner grundsätzlichen Haltung zu den Dingen.

Bist du ein Typ, der eher davon ausgeht, dass dir jeden Tag etwas Gutes widerfährt? Oder denkst du eher, dass dir sowieso wieder nichts gelingt, und erwartest das Schlechte? Menschen mit einer positiven Lebenseinstellung sind besser vor Krankheiten geschützt, das belegen Studien. Demnach gehören gute Stimmung und ein zufriedenes Lebensgefühl zum besten Präventionsprogramm und Optimismus in die Heilmittel-Schatulle für starke Abwehrkräfte. Wissenschaftler um Prof. Rosalba Hernandez von der Universität Illinois untersuchten gezielt den Zusammenhang zwischen Optimismus und kardiovaskulärer Gesundheit bei Erwachsenen im Alter von 52 bis 84 Jahren. Sie fanden heraus, dass eine optimistische Grundhaltung dem Herz-Kreislauf-System zugutekam – unter anderem durch bessere Blutzucker- und Blutfettwerte. Die optimistisch gestimmten Studienteilnehmer waren auch körperlich aktiver und rauchten seltener als die eher pessimistisch eingestellten Probanden. In einer weiteren Untersuchung fand die Forscherin heraus, was dazu beitragen kann, das psychische Wohlbefinden entsprechend zu verändern. Das wird dich jetzt kaum überraschen: Es waren auf Achtsamkeit basierende Übungen.

Übungen für jeden Tag

Atme dich frei!

Weit mehr als 1.000 wissenschaftliche Arbeiten zum Prinzip der Achtsamkeit wurden alleine 2017 veröffentlicht. Unter anderem können Techniken wie die der Progressiven Muskelentspannung und Atemübungen die Achtsamkeit fördern. Atmen – wie banal, denkst du jetzt vielleicht. Natürlich kannst du atmen. Wir alle tun es pausenlos, aber leider nicht immer richtig. Insbesondere unter Stress atmen wir oft zu flach und die Körperzellen werden nicht ausreichend mit Sauerstoff versorgt. Wie sieht das bei dir aus? Schließe bitte für einige Momente die Augen und konzentriere dich auf deinen Atem. Lege deine Hände auf den Bauch und atme tief in deinen Bauch hinein. Zähle beim Einatmen innerlich langsam bis drei, dann beim Ausatmen wenn möglich bis sechs. Das heißt, atme möglichst doppelt so lange aus, wie du einatmest. Das sorgt für eine optimale Sauerstoffversorgung und eine wertvolle Regenerationspause für deine bis zu 100 Billionen Körperzellen. Lass dir Zeit und mache drei tiefe Atemzüge auf diese Weise – im Idealfall mehrmals täglich an frischer Luft oder bei geöffnetem Fenster. Bewusstes Atmen hilft dir, Stress abzubauen, beruhigt dein vegetatives Nervensystem und kann sich positiv auf dein Herz-Kreislauf-System auswirken.

Meditieren ist heilsam ...

Ein weiteres Verfahren, um die Achtsamkeit zu erhöhen und ruhig zu werden, ist die Meditation. In einer meditativen Haltung kannst du lernen, wahrzunehmen und anzunehmen, was ist – hier und jetzt. Und es wird möglich, loszulassen, wovon du glaubst, dass du es festhalten müsstest. Wut? Ärger? Traurigkeit? Unzufriedenheit? Insbesondere eine Meditation kann durch die Lenkung deines Bewusstseins – ob auf die Atmung oder auch auf einen Gegenstand – die Aktivität deines sympathischen Nerven-

!

Zum Einstieg kann es helfen, sich bei der Meditation anleiten zu lassen. Alternativ gibt es gute CDs oder online eine große Auswahl an mp3-Downloads und Podcasts mit geführten Meditationen.

systems dämpfen. Ziel ist eine neue Harmonie im vegetativen Nervensystem. Also ein Gleichgewicht zwischen den beiden Anteilen Sympathikus – dein Gaspedal – und Parasympathikus, deine hoffentlich gut funktionierende Bremse.

1995 zeigten Untersuchungen mit Bluthochdruckpatienten, die eine Hypertonie Grad 1 mit Werten bis zu 159 mmHg systolisch beziehungsweise 99 mmHg diastolisch hatten, dass sich nach regelmäßigem Meditieren der Blutdruck systolisch um 10 mmHg senkte. Auch eine Untersuchung im Jahr 2006 ergab: Patienten, die 16 Wochen lang täglich meditierten, hatten danach deutlich niedrigere Blutdruckwerte als Patienten, die nicht meditiert hatten.

... und macht glücklich

Die aus regelmäßiger Meditation resultierenden positiven Effekte reichen von verbesserter Selbstwahrnehmung über mehr Konzentration, bessere Gedächtnisleistung und mehr Kreativität bis zu einer höheren Stressresistenz. Nicht nur subjektiv erlebbar wird der Geist ruhiger und klarer, die Aufmerksamkeit wacher, die Lern- und Merkfähigkeit effektiver. Regelmäßiges Meditieren kann nachweislich deine Hirntätigkeit beeinflussen. In verschiedenen Studien werden eine gesteigerte Aktivität bestimmter Hirnareale wie etwa des Motivations- oder Belohnungszentrums sowie damit in Verbindung stehende Glücksgefühle beschrieben.

5-Minuten-Meditation

Du kannst im Sitzen, im Liegen oder stehend üben, wie es für dich am angenehmsten ist.

- Richte deine Aufmerksamkeit achtsam und ausschließlich auf deinen Atem.
- Du kannst die Augen schließen oder etwas betrachten, das dich unterstützt, den gegenwärtigen Moment zu erleben, zum Beispiel einen Baum, Pflanzen oder Tiere, die nur im Hier und Jetzt leben.
- Beobachte genau, welchen Weg der Atem von der Nase durch deinen Körper nimmt, welche Bereiche er füllt und was du beim Ein- und Ausatmen empfindest.
- Gedanken, die auftauchen, kannst du wahrnehmen und würdigen. Nicht mehr, nicht weniger. Mache dir klar: Ein Gedanke, der wichtig ist, wird wieder auftauchen – aber nicht jetzt, sondern später, wenn du dir die Zeit für ihn nimmst.
- Lasse störende Gedanken wie kleine Blätter, die sich durch sanften Wind von den Ästen lösen, weiterziehen.

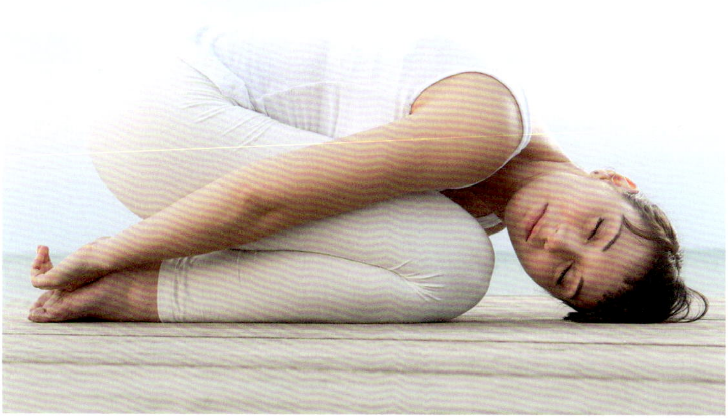

Ob zuhause oder in der Natur: Meditieren ist heilsam und macht glücklich!

Mein Achtsamkeitsmoment

Es ist der gleiche Weg wie immer, den ich entlangjogge. Doch heute kommt etwas Neues in mein Blickfeld. Ich halte staunend inne und muss unwillkürlich lächeln. Sie war gestern noch nicht da: Wie aus dem Nichts aufgetaucht, treibt eine Seerose in ihrem formvollendeten champagnerweißen Kleid harmonisch auf der Wasseroberfläche. In diesem Moment bin ich vollkommen gegenwärtig. Ein wunderbarer Achtsamkeitsmoment an einem Achtsamkeitsort mitten in der Natur. Glück im Alltag, das wir in unserer Leistungsgesellschaft oft übersehen. Weil wir es jagen, während es seelenruhig auf einem Teich schwimmt. Je länger ich die Seerose betrachte, desto mehr fällt alles andere von mir ab.

Achtsamkeitsorte lassen sich überall entdecken, wenn wir aufschauen und offen sind für all das, was wir oft als selbstverständlich hinnehmen.

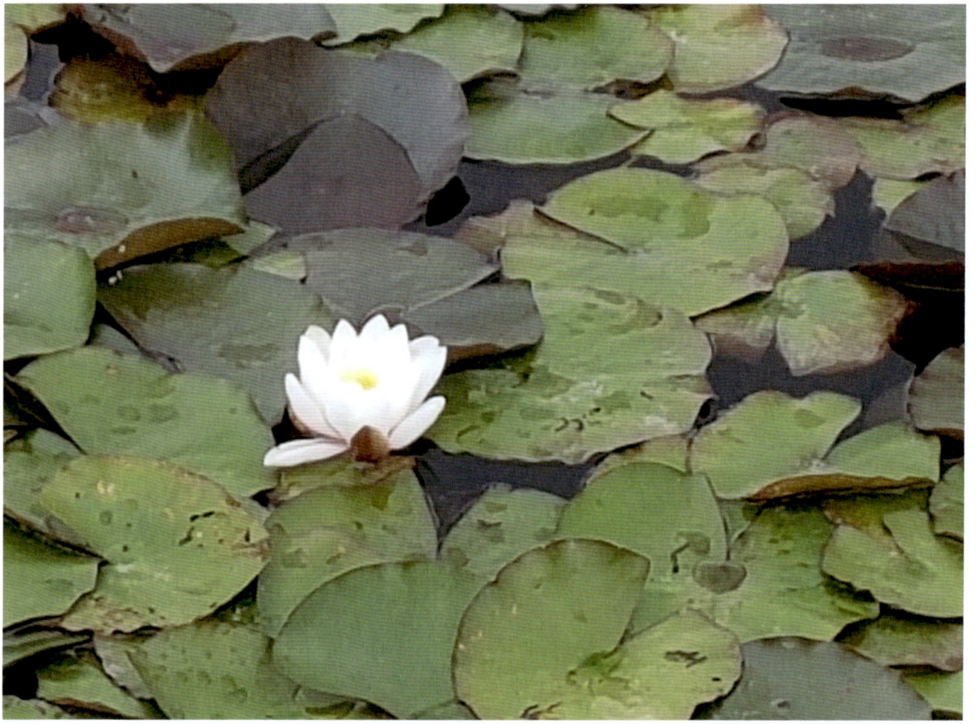

So wirkt Yoga

Welche Rolle Yoga als Entspannungsverfahren bei Bluthochdruck spielen kann, untersuchte eine Arbeitsgruppe um PD Dr. rer. medic. Dipl.-Psych. Holger Cramer von der Klinik für Naturheilkunde und Integrative Medizin am Knappschafts-Krankenhaus der Kliniken Essen-Mitte. Besonders interessant an dieser Studie: Offensichtlich entfaltet Yoga seine blutdrucksenkende Wirkung weniger über bestimmte Yogahaltungen, sondern ebenfalls über die dabei angewandten Atem- und Meditationstechniken. Beim Yoga gibt es eine Fülle verschiedener Stilrichtungen, die körperliche und mentale Aspekte unterschiedlich gewichten. Nachgewiesene körperlichen Effekte sind:

- Verlangsamung der Herzsequenz im Ruhezustand
- Normalisierung des Blutdrucks
- Vertiefte und verlangsamte Atmung
- Abbau von Stresshormonen
- Effizienterer Einsatz der Muskulatur

Dass nicht alle Übungen uneingeschränkt empfehlenswert sind, bestätigt die Deutsche Hochdruckliga. Demnach sollten Übungen, bei denen das Herz-Kreislauf-System stark angeregt wird, wie der bekannte Sonnengruß, nur unter professioneller Anleitung durchgeführt werden. Übungen, die den Blutdruck im Kopfbereich erhöhen, etwa Kopf- und Schulterstand, sollten vermieden werden. Ebenso Atemtechniken, bei denen die Luft angehalten wird.

Empfohlen: Hatha-Yoga

Vor allem die meditativen und entspannenden Übungen des Hatha-Yogas, die eine starke Ausrichtung auf den Atem haben, können für Menschen mit Blutdruckproblemen sinnvoll sein. Diese Form des Yoga ist heute die am weitesten verbreitete und kann helfen, Stress abzubauen. Dabei geht es darum, zu lernen, in den eigenen Körper hineinzuhören, um körpereigene Signale und Veränderungen wahrzunehmen. Während des Übens ist es wichtig zu reflektieren, ob sich die Übungen angenehm für dich anfühlen. Ist etwas unangenehm oder gar schmerzhaft, solltest du es vermeiden.

Mit Grünkraft zu mehr Lebensfreude

Ein ganz einfaches Rezept für Entspannung und mehr Lebensfreude ist ein Spaziergang in der Natur. Dies hilft nach meiner Erfahrung immer weiter – auch und vor allem, wenn man innerlich kurz vor dem buchstäblichen Platzen ist. Durch natürliches Grün wird unser Gehirn buchstäblich auf Freude programmiert. Erwachsene werden nachweislich weniger depressiv, wenn sich ein Park in erreichbarer Nähe befindet. Auch die Konzentration steigt. Schulkinder, die ihre Pausen auf Grünflächen verbringen, sind in der Schule vergleichsweise besser. Prof. Stephen Kaplan, Psychologe an der Universität von Michigan, konnte nachweisen, dass Aufenthalte und Spaziergänge in der Natur die Aufmerksamkeit und Aufnahmefähigkeit der Schüler deutlich erhöhten. Wer oft durch Wald und Wiesen spaziert, erfährt eine natürliche Ordnung, die dabei hilft, die rechte, logisch denkende und die linke, kreative Gehirnhälfte zu verbinden und zu synchronisieren. Mittlerweile sind Methoden wie das Waldbaden nicht nur in Wellnesshäusern oder Reha-Kliniken verbreitet. Sie stehen für Entspannung, Klarheit und Wachheit.

Terpene: Wohltuende Naturarznei

Für diese wohltuende Wirkung der Natur sind vor allem Terpene verantwortlich. Diese besonderen, heilwirkenden Duftstoffe, Bestandteile von ätherischen Ölen, geben die Pflanzen an die Luft ab – und wir atmen sie ein, wenn wir spazieren gehen. Wissenschaftliche Untersuchungen ergaben, dass Terpene positiv auf Stimmung, Psyche und auf die Abwehrkräfte wirken. Studien des

Wissenschaftlers Qing Li von der Nippon Medical School in Tokyo ergaben sogar, dass in bewaldeten Gebieten weniger Menschen an Krebs sterben als in Regionen ohne Wald. Nach einem Regenschauer oder an nebelig-feuchten Tagen ist der Heilstoffanteil in der Luft besonders hoch. Ein Gesundheitscocktail, dessen Wirkung sich auch mit den Jahreszeiten steigert – beginnend im Frühling und mit dem höchsten Potenzial in den Monaten Juni bis August.

Deine Freiluft-Dusche

Jede Woche rund **75 Minuten flott durch den Wald zu gehen,** sorgt bereits durch die Bewegung im Schnitt für fast zwei Jahre mehr auf deinem Lebenszeitkonto. Der zusätzliche Kontakt zur Natur reduziert den Spiegel des Stresshormons Kortisol. Davon profitieren nicht nur Herz und Gefäße sowie die körperliche Leistungsfähigkeit, sondern auch deine Atemwege.

Über besonders viele ätherische Öle mit Terpenen verfügen Fichte, Tanne, Wacholder, Lärche, Zeder, Pinie und Zypresse, wie die japanischen Waldmediziner Naoguki Matsiu und Tatsuro Ohira herausfanden. Die Terpene werden über die Baumnadeln „ausgeatmet". Jene der Zirbelkiefer sollen besonders schlaffördernd wirken. Laubbäume wie Buche, Eiche, Birke oder Hasel setzen die heilkräftigen Stoffe über ihre Blätter frei. Auch Borke, Rinde und Wurzeln der Bäume atmen Terpene aus, ebenso das Unterholz, Farne, Kräuter und Moos.

Ein besonderer Kraftort ist der Platz unter einer Linde. Sie symbolisiert Ruhe und Frieden, Liebe und Geborgenheit.

Lindenenergie tanken

Die Linde kann bis zu 1.500 Jahre alt werden und in jeder Lebensphase neue Vitalität entwickeln. Nicht umsonst ist sie oft Dorfmittelpunkt und in Gemeinden das Zentrum fröhlicher Tänze „unter den Linden". Wohl auch deswegen, weil sie einen besänftigend Einfluss auf alles hat, was sie berührt oder mit ihr in Berührung kommt. Allein der Duft der Lindenblüten beruhigt nervenschwache oder depressive Menschen, erfreut Kopf und Herz. Die im Geschmack nussigen Lindenblätter sind zudem reich an Vitalstoffen, allen voran Vitamin C.

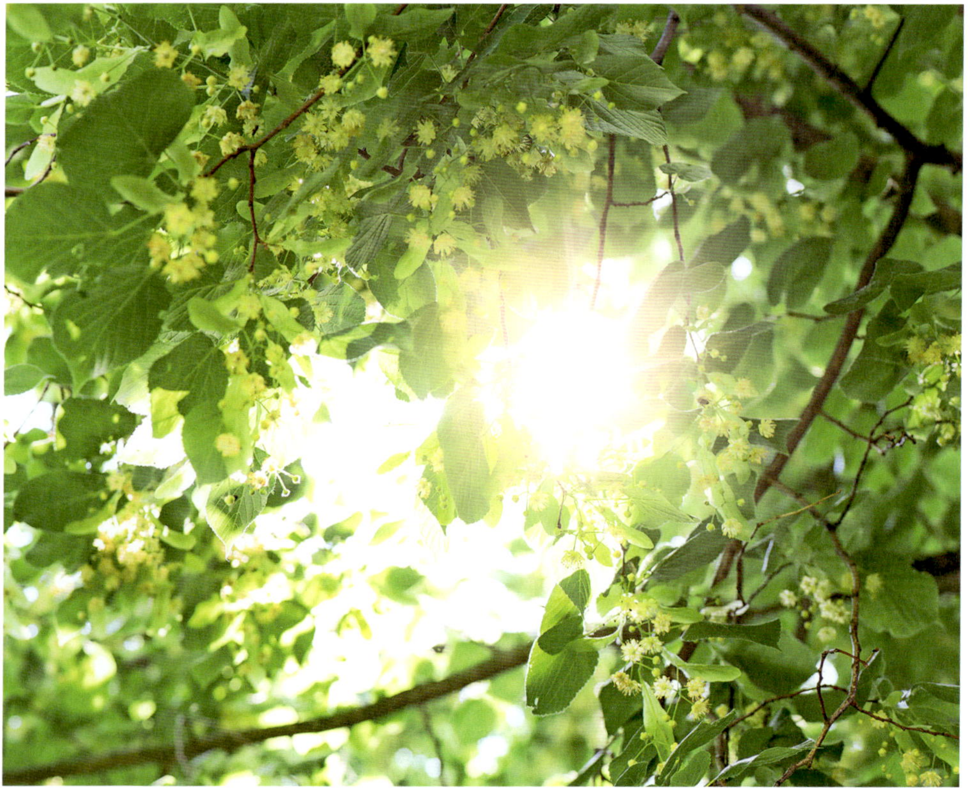

Schlaf-Wach-Rhythmus regulieren

Wem es schwerfällt, zur Ruhe zu kommen, der leidet oft unter Ein- und Durchschlafproblemen. Diese können den Blutdruck erhöhen und auch die Entwicklung von Herz-Kreislauf-Erkrankungen fördern. Wenn du regelmäßig weniger als sechs Stunden schläfst, steigt dein Risiko für erhöhten Blutdruck um 60 Prozent. Kommen gleichzeitig Ein- und Durchschlafstörungen hinzu, steigt das Risiko für Hochdruckerkrankungen um das Vierfache. Unter anderem weil vermehrt Stresshormone ausgeschüttet und Entzündungsprozesse aktiviert werden. Weil wir rhythmische Lebewesen sind, verlangt unser Wohlbefinden nach einem Lebensstil, der festen Rhythmen folgt. Bei vielen von Schlaflosigkeit Geplagten ist zum Beispiel der Spiegel an Stresshormonen am Nachmittag noch zu hoch. Folgende Schlafregeln können nachweislich den Schlaf-Wach-Rhythmus regulieren:

1. Auf den Körper hören

Lege dich nur dann zum Schlafen hin, wenn du wirklich müde bist.

2. Im Rhythmus leben

Steh jeden Morgen zur gleichen Zeit auf, unabhängig davon, wann du ins Bett gegangen bist beziehungsweise wie lange du geschlafen hast oder ob gerade Wochenende ist.

3. Tagsüber aktiv bleiben

Schlafen am Tag ist tabu, denn dadurch wird bereits ein Teil des biologischen Schlafbedürfnisses befriedigt, was dann nächtliche Schlafstörungen hervorrufen kann. Vermeide insbesondere, am Abend vor dem Fernseher einzunicken.

4. Im Bett nur schlafen, nicht wohnen

Das Bett wird ausschließlich zum Schlafen benutzt. Lesen, fernsehen, essen, nachdenken oder gar grübeln sollten an anderen Orten stattfinden. Tauchen nervende Gedanken auf, kannst du sie mit einem Ruhebild umkehren: Dabei werden negative Gedanken durch ein positives Bild ersetzt, welches du vor deinem inneren Auge aufrufst. Dieses Bild ...
... sollte Ruhe ausstrahlen.
... sollte keine andere Person außer dir selbst enthalten.
... sollte keine hektischen, schnellen Aktivitäten beinhalten.
... kann eine schöne Erinnerung an etwas Angenehmes oder reine Phantasie sein.

5. Bei längeren Wachzeiten aufstehen

Wenn du nach 15 bis 20 Minuten noch nicht eingeschlafen bist, solltest du wieder aufstehen und in ein anderes Zimmer gehen, um die gedankliche Assoziation Bett = Nicht-Schlafen-Können zu lösen. Lies etwas oder höre Musik und gehe erst wieder ins Bett, wenn du richtig müde bist.

Spiel mir Bach!

> !
> Musik kann die Lebensqualität ganz offensichtlich verbessern.

Wissenschaftler haben nachgewiesen, dass Musik die Herzfrequenz und den Blutdruck senkt, die Atmung beruhigt und Stresshormone reduziert. Sicher hast du auch schon erlebt: Wenn du singst, musizierst oder tanzt, fühlst du dich schon nach kurzer Zeit ausgeglichen und zufrieden. Rotierende Gedanken treten in den Hintergrund. Musik als therapeutische Intervention in Ergänzung traditioneller Behandlungen ist auch hinsichtlich ihrer angst- und schmerzlösenden Effekte erforscht.

Den Einfluss von Musik auf den Blutdruck hat unter anderem Prof. Dr. med. Hans-Joachim Trappe, Direktor der Medizinischen Klinik für Kardiologie und Angiologie am Marien Hospital Herne, untersucht. Das Ergebnis: 30 Minuten Musikhören kann zu einer signifikanten Senkung des systolischen und des diastolischen Blutdrucks führen. Die Effekte waren unter Musik von Johann Sebastian Bach am stärksten ausgeprägt. Warum ausgerechnet Bach besonders wirkungsvoll war, ließ sich nicht spezifizieren. Offensichtlich spielen der Rhythmus und das Tempo eine Rolle, auch wie gleichförmig und ruhig die Musik ist. Nicht zuletzt wirkte es positiv, dass die Probanden beim Musikhören ruhig lagen. Auch der individuelle Musikgeschmack ist von Bedeutung: Sogar unter Heavy Metal beobachtete Prof. Trappe bei seinen Probanden eine Blutdrucksenkung.

Rituale

Musik kann auch helfen, mit Ängsten umzugehen. Ich selbst habe als Kind immer gesungen und vor mich hin gesummt, wenn ich abends – gefühlt im Stockdunkeln – etwas aus dem bedrohlich kalten Keller holen sollte. Das ist ein typisches Beispiel für ein Ritual, das ein Gefühl von Sicherheit vermitteln kann. Auch im Erwachsenenalter können Rituale wirksam sein. Sie können unsere Nervenzellen synchronisieren, ein gefühltes Chaos ordnen, Klarheit und Ruhe vermitteln.

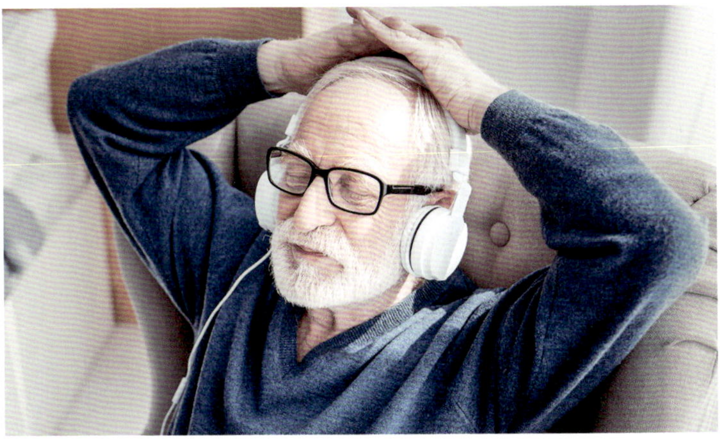

Musikhören kann zu einer signifikanten Senkung des Blutdrucks führen.

Ritual bei großem Stress

Die dosierte Lippenbremse ist eine Atemtechnik, die hervorragend als Ritual geeignet ist, wenn buchstäblich nichts mehr geht und du platzen könntest. Sie trägt in drei Schritten zur Entspannung bei:

1. Atme ein und zähle dabei innerlich bis fünf.
2. Halte deinen Atem an und zähle dabei innerlich bis sieben.
3. Jetzt lässt du die komplette Atemluft geräuschvoll durch den Mund heraus, beim Ausatmen zählst du innerlich bis acht. Dabei die Lippen fast geschlossen halten und wie beim Pfeifen spitzen, die Oberlippe also leicht stülpen. Du solltest solange wie möglich gegen die nur einen Spalt weit geöffneten Lippen ausatmen.

Kleine Rituale im Alltag können mehr für deine Gesundheit und deinen Blutdruck tun, als du vielleicht bislang vermutet hast. Der mittägliche Spaziergang an der frischen Luft, vor dem Zubettgehen etwas Vergnügliches lesen oder Ähnliches. Kleine rituelle Handlungen können dir Struktur geben und zu Ruheinseln im unruhigen Alltag werden. Finde deine ganz persönlichen beruhigenden Gewohnheiten, die dir besonders gut tun und helfen, körperlichen und seelischen Druck loszuwerden. Im wahrsten Sinne des Wortes.

SERVICE

Interessante Adressen und Links

Deutsche Hochdruckliga e.V. (DHL)
Deutsche Gesellschaft für Hypertonie und Prävention
Berliner Str. 46
69120 Heidelberg
Tel.: 06221 588550
E-Mail: info@hochdruckliga.de
www.hochdruckliga.de

Deutsche Herzstiftung e.V.
Bockenheimer Landstr. 94–96
60323 Frankfurt am Main
Tel.: 069 9551280
E-Mail: info@herzstiftung.de
www.herzstiftung.de

Stiftung Deutsche Schlaganfall-Hilfe
Schulstr. 22
33311 Gütersloh
Tel.: 05241 97700
E-Mail: info@schlaganfall-hilfe.de
www.schlaganfall-hilfe.de

Robert Koch-Institut
Nordufer 20
13353 Berlin
Tel.: 030 187540
www.rki.de

Verband für Ernährung und Diätetik e.V. (VFED)
Eupener Str. 128
52066 Aachen
Tel.: 0241 507300
E-Mail: info@vfed.de
www.vfed.de

Karl und Veronica Carstens-Stiftung
Am Deimelsberg 36
45276 Essen
Tel.: 0201 5630550
E-Mail: info@carstens-stiftung.de
www.carstens-stiftung.de

Assmann-Stiftung für Prävention
Gronowskistr. 33
48161 Münster
Tel.: 0251 13123611
E-Mail: info@assmann-stiftung.de
www.assmann-stiftung.de

Zentralverband der Ärzte für Naturheilverfahren und Regulationsmedizin e.V. (ZAEN)
Am Promenadenplatz 1
72250 Freudenstadt
Tel.: 07441 918580
E-Mail: info@zaen.org
www.zaen.org

Deutsche Gesellschaft für Entspannungsverfahren (DG-E e.V.)
Geschäftsstelle
Große Schulgasse 2b
39116 Magdeburg
Tel.: 0391 24462581
E-Mail: geschaeftsstelle@dg-e.de
www.dg-e.de

MBSR-MBCT Verband e.V.
Dortmunder Str. 2
10555 Berlin
Tel.: 030 91603527
E-Mail: kontakt@mbsr-verband.de
www.mbsr-verband.de

Kneipp-Bund e.V.
Adolf-Scholz-Allee 6–8
86825 Bad Wörishofen
Tel.: 08247 3002102
E-Mail: info@kneippbund.de
www.kneippbund.de

www.in-form.de
Deutschlands Initiative für gesunde Ernährung und mehr Bewegung, Bundesministerium für Ernährung und Landwirtschaft, Bundesministerium für Gesundheit, Bonn/Berlin

www.dge.de
Deutsche Gesellschaft für Ernährung e.V., Bonn

www.deutsche-diabetes-gesellschaft.de
Deutsche Diabetes Gesellschaft, Berlin

www.adipositas-gesellschaft.de
Deutsche Adipositas-Gesellschaft e.V., Martinsried

www.mann-und-gesundheit.com
Deutsche Gesellschaft für Mann und Gesundheit e.V., Usingen

www.kinderaerzte-im-netz.de
Berufsverband der Kinder- und Jugendärzte e. V., Köln

www.resilienzforum.com
Stiftung ResilienzForum, Berlin

www.daegfa.de
Deutsche Ärztegesellschaft für Akupunktur e.V., München

www.wahlverwandtschaften.org
Verein Wahlverwandtschaften e.V. für mehr Lebensfreude durch Gemeinschaft

www.deutsche-alzheimer.de
Deutsche Alzheimer Gesellschaft e.V., Berlin

Bücher zum Weiterlesen

Bamberger, Ana-Maria/Bamberger, Christoph: Die 50 besten Stress-Killer. Goldmann, München 2019

Michalsen, Andreas: Mit Ernährung heilen. Besser essen, einfach fasten, länger leben. Insel, Berlin 2019

Schubert, Christian/Amberger, Madeleine: Was uns krank macht, was uns heilt. Aufbruch in eine neue Medizin. Korrektur, Mattighofen (A) 2018

Stimpel, Michael: Leben mit Herzerkrankungen. Wenn die Seele mitleidet. Springer, Berlin 2018

Zulley, Jürgen/Knab, Barbara: Unsere Innere Uhr. Natürliche Rhythmen nutzen und der Non-Stop-Belastung entgehen. Mabuse, Frankfurt 2017

Peters, Markus: Gesundmacher Herz. Wie es uns steuert, verbindet und heilt. Der geniale Impulsgeber für Körper und Seele. VAK, Kirchzarten bei Freiburg 2016

Hüther, Gerald: Biologie der Angst. Wie aus Stress Gefühle werden. Vandenhoeck und Ruprecht, Göttingen 2016

Blech, Jörg: Die Heilkraft der Bewegung. Wie Sie Krankheiten besiegen und Ihr Leben verlängern. Fischer, Frankfurt 2014

Literaturverzeichnis

Atzema CL et al. (2018): The characteristics and outcomes of patients who make an emergency department visit for hypertension after use of a home or pharmacy blood pressure device. Ann Emerg Med; 72: 534-543.

Caligiuri SP et al. (2014): Flaxseed consumption reduces blood pressure in patients with hypertension by altering circulating oxylipins via an -linolenic acid-induced inhibition of soluble epoxide hydrolase. Hypertension; 64(1): 53-59.

Conway V et al. (2014) Effect of buttermilk consumption on blood pressure in moderately hypercholesterolemic men and women. Nutrition;30(1):116-119.

Crippa G et al. (2018) Randomized, double blind placebo-controlled pilot study of the antihypertensive effects of Grana Padano D.O.P. cheese consumption in mild-moderate hypertensive subjects. Eur Rev Med Pharmacol Sci; 22(21): 7573-7581.

Cuspidi C et al. (2019) High normal blood pressure and left ventricular hypertrophy echocardiographic findings from the PAMELA population. Hypertension;73:612-619.

Endes S et al. (2016) Long-term physical activity is associated with reduced arterial stiffness in older adults: longitudinal results of the SAPALDIA cohort study. Age and Ageing;45:110-115.

Felitti VJ et al. (1998) Relationship of childhood abuse and household dysfunction to many of the leading causes of death in adults. The adverse childhood experiences (ACE) study. Am J Prev Med;14(4):245-258.

Flachskampf FA et al. (2007) Randomized trial of acupuncture to lower blood pressure. Circulation;115(24):3121-3129.

Foley RN, Collins AJ (2007) End-stage renal disease in the united states: an update from the united states renal data system. J Am Soc Nephrol;18:2644-2648.

Holt-Lunstad J, Birmingham W, Jones BQ (2008) Is there something unique about marriage? The relative impact of marital status, relationship quality and network social support on ambulatory blood pressure and mental health. Annals of Behavioral Medicine;35(2):239-244.

Jacob EM, Volger E (2009) Blutdrucksenkung durch Hydrotherapie: Eine randomisierte, kontrollierte Studie bei leichter bis mittelschwerer Hypertonie. Phys Med Rehab Kuror;19:162-168.

Khalesi S, Shun J, Buys N, Jayasinghe R (2014) Effect of probiotics on blood pressure: a systematic review and meta-analysis of randomized controlled trials. Hypertension;64:897-903.

Khalesi S, Irwin C, Schubert M (2015) Flaxseed consumption may reduce blood pressure: a systematic review and meta-analysis of controlled trials. J Nutr;145(4):758-765.

Maron D et al. (2018) Healthy behavior, risk factor control and survival in the COURAGE Trial. J Am Coll Cardiol;72(19):2297-2305.

McKay DL, Chen CY, Saltzman E, Blumberg JB (2010) Hibiscus sabdariffa L. tea (Tisane) lowers blood pressure in prehypertensive and mildly hypertensive adults. The Journal of Nutrition;140(2):298-303.

Moore LL, Visioni AJ, Qureshi MM (2005) Weight loss in overweight adults and the long-term risk of hypertension. The Framingham Study. Arch Intern Med;165:1298-1303.

Mueller NT et al. (2018) Association of age with blood pressure across the lifespan in isolated Yanomami and Yekwana Villages. JAMA Cardiol;3(12):1247-1249.

Neuhauser H, Kuhnert R, Born S (2017) 12-Monats-Prävalenz von Bluthochdruck in Deutschland. J Health Monit;2(1):57-63.

Schneider R et al. (1995) A randomized controlled trial of stress reduction for hypertension in older african americans. Hypertension;26:820-827.

Stamler J et al. (2018) Relation of dietary sodium (salt) to blood pressure and its possible modulation by other dietary factors. The INTERMAP Study. Hypertension;71(4):631-637.

Stanford KI, Goodyear LJ (2014) Exercise and type 2 diabetes: molecular mechanisms regulating glucose uptake in skeletal muscle. Advances in physiology education;38:308-314.

The SPRINT Research Group (2015) A randomized trial of intensive versus standard blood-pressure control. N Engl J Med;373:2103-2116.

Thomopoulos C, Parati G, Zanchetti A (2015) Effects of blood pressure-lowering on outcome incidence in hypertension: 5. Head-to-head comparisons of various classes of antihypertensive drugs, overview and meta-analyses. J Hypertens;33(7):1321-1341.

Trappe HJ (2010) The effects of music on the cardiovascular system and cardiovascular health. Heart;96:1868-1871.

Verma SK, Jain V, Katewa SS (2009) Blood pressure lowering, fibrinolysis enhancing and antioxidant activities of cardamom (Elettaria cardamomum). Indian Journal of Biochemistry und Biophysics;46(6):503-506.

Wilck N et al. (2017) Salt-responsive gut commensal modulates TH17 axis and disease. Nature;551(11):585-589.

Williams B et al. (2018) Practice guidelines for the management of arterial hypertension of the European Society of Hypertension (ESH) and the European Society of Cardiology (ESC). Blood Press;27(6):314-340.

Zaccardi F et al. (2017) Sauna bathing and incident hypertension: a prospective cohort study. Am J Hypertens;30(11):1120-1125.

Register

Bibliografische Information der Deutschen Nationalbibliothek
Die Deutsche Nationalbibliothek verzeichnet diese Publikation in der deutschen Nationalbibliografie; detaillierte bibliografische Daten sind im Internet über http://dnb.ddb.de/ abrufbar.

ISBN 978-3-86910-047-0 (Print)
ISBN 978-3-86910-048-7 (PDF)
ISBN 978-3-86910-049-4 (EPUB)

Fotos:
Titelmotiv: shutterstock/Jack Frog
adobe.stock.com: Viacheslav Iakobchuk: 6/7; Анна Купревич: 34; Sergey Nivens: 36/37; Farknot Architect: 98/99; kite_rin: 110/111; LightScribe: 12; Elnur; 26; BW PROject: 52; LIGHTFIELD STUDIOS: 60; matka_Wariatka: 85; amazing studio: 96; lkoimages: 137; andreaobzerova: 142; zinkevych: 145

Eine Marke der Schlüterschen Verlagsgesellschaft mbH und Co. KG
Hans-Böckler-Allee 7, 30173 Hannover
www.humboldt.de
www.schluetersche.de

Hinweis: Aus Gründen der Lesbarkeit wurde im Text die männliche Form gewählt, nichtsdestoweniger beziehen sich die Angaben selbstverständlich auf Angehörige beider Geschlechter.

Autorin und Verlag haben dieses Buch sorgfältig erstellt und geprüft. Dies – mit Blick auf die ständigen Entwicklungen, neuen Forschungen und Erkenntnisse, denen die Medizin wie jede andere Wissenschaft fortlaufend unterworfen ist – gemäß dem Wissensstand bei Fertigstellung des Buches. Dennoch ist jede Leserin und jeder Leser für das eigene Tun und Lassen in Zusammenhang mit den hier vorgestellten Inhalten selbst verantwortlich. Weder die Verfasserin noch der Verlag können für eventuelle Nachteile oder Schäden, die aus in diesem Buch vorgestellten Erfahrungen, Gedanken, persönlichen Meinungen, Studien, Behandlungen, Medikamenten, Nahrungsergänzungen, jeglichen Methoden und praktischen Hinweisen resultieren, eine Garantie übernehmen. Eine Haftung der Autorin, des Verlages oder seiner Beauftragten sowie interviewter Fachexperten für sämtliche Personen-, Sach- oder Vermögensschäden ist ausgeschlossen. Insgesamt bieten alle vorgestellten Inhalte und Anregungen keinesfalls Ersatz für eine persönliche kompetente medizinische Beratung, Betreuung und Behandlung. Etwaige geschützte Warennamen (Warenzeichen) werden nicht besonders kenntlich gemacht. Aus dem Fehlen eines solchen Hinweises kann also nicht geschlossen werden, dass es sich um einen freien Warennamen handelt.

Lektorat: Annette Gillich-Beltz, Essen
Layout: Groothuis, Lohfert, Consorten, Hamburg
Covergestaltung: Zero, München
Satz: Die Feder, Konzeption vor dem Druck GmbH, Wetzlar
Druck und Bindung: Gutenberg Beuys Feindruckerei GmbH, Langenhagen